CHARON-VERLAG

SCHLAG ZEILEN Black Label

Wie Mann seine Sklavin findet.

Und behält.

Gregor Sakow

SCHLAG ZEILEN Black Label

5. Auflage 11. - 12. Tsd.
Umschlaggestaltung: Jan P. Scheu
Foto: Tom Rohwer
Druck und Bindung: oeding print GmbH, Braunschweig
Printed in Germany 2013
ISBN: 978-3-931406-54-7

Des Mannes Art sei Wille,
die des Weibes Willigkeit.

Friedrich Nietzsche

Es genügt nicht,
mit dem Wunsch zum Fluß zu kommen,
Fische zu fangen.
Man muß auch Netze mitbringen.

chinesisches Sprichwort

INHALT

1 Einladung auf einen Drink 9

2 Der Mann als Jäger 15

3 Die Objekte unserer Begierde 25

4 Die Schärfung der Sinne 34

5 Vorbereitung zur Jagd 48

6 Begegnung mit dem Wild 58

6.1 Chat 60

6.2 Kontaktanzeigen 71

6.3 Telefon 85

6.4 Treffpunkte 93

6.5 Partys 110

6.6 Baumarkt 119

7 Das erste Mal ... und der Morgen danach 125

8 Vom Jäger zum Meister 150
oder: Meine Sklavin – mein höchstes Gut

9 Abschied 162

10 Anhang 168

Diesmal ist es keine Kurzgeschichten-Sammlung oder ein Roman. Es ist einer jener Ratgeber, die den Buchmarkt überschwemmen – wahrscheinlich obendrein noch ein überflüssiger. (Das schreibe ich natürlich nur, um den Kritikern schon jetzt den Wind aus den Segeln zu nehmen.)
Trotzdem bleibt die Frage, warum ich derlei tue. Ich höre schon die Lästermäuler zischeln: Hat er das nötig?
Ich könnte es mir leicht machen und behaupten, man hätte mich dazu gezwungen. Mit Geld. Und Bauchpinseleien.
Dem war nicht ganz so – leider. Es war die pure Lust, einmal etwas anderes zu machen. Und doch: Wer kann schon aus seiner Haut? Oder will es? Daher wird auch hier das eine oder andere erzählt, kolportiert und somit lesbar gemacht. Hoffentlich spannend. Dabei fällt nebenbei die eine oder andere Idee ab oder ein winzigkleiner Denkanstoß. Mann mag ihn ausprobieren oder es lassen. Er wird schon sehen, was er davon hat.
Eines muß allerdings an dieser Stelle gesagt werden: Sie halten keine Aufreißerfibel in Händen. Selbst, wenn Sie das Buch Zeile für Zeile aufmerksam gelesen haben, werden Sie nicht hordenweise Sklavinnen einfangen. Eines aber kann ich Ihnen versprechen: Die Chance, daß Sie die eine – nämlich *Ihre* Sklavin – finden, wird deutlich steigen.
Für die Folgen jedweder Aktion, die Sie aus diesem Buch ableiten, kann ich freilich weder eine juristische Verantwortung übernehmen noch irgendeine sonstige Haftung.
All den liebenswerten weiblichen Wesen, die das Buch mit ihren O-Tönen bereichert haben, sei an dieser Stelle noch einmal herzlich gedankt. Ohne sie wäre es um vieles ärmer.
Der Text wurde nach den Regeln bewährter Rechtschreibung verfaßt. Ich danke dem Charon-Verlag für sein Verständnis.
Wenn Sie mehr über mich erfahren möchten, besuchen Sie mich im Netz: www.sakow.de

Gregor Sakow, im Februar 2006

1 Einladung auf einen Drink

Dieses Buch wendet sich an Männer. An richtige Männer. Nicht an jene körnerpickenden Weicheier in Dritte-Welt-Pullovern und Birkenstock-Sandalen, die immer noch glauben, eine Frau ließe sich mit naturbelassenen Hanfseilen fesseln.

Männern – dominanten erst recht – gebührt Respekt. Daher werde ich Sie nicht plump und kumpelhaft duzen, wie es gelegentlich in Ratgebern gemacht wird, sondern ich bleibe im gesamten Buch konsequent beim *Sie*.

Und ich lade Sie erst einmal ein. Auf einen Drink. Setzen Sie sich mit mir an eine Bar, und stellen Sie sich vor, es wäre Samstag abend.

Es wird eine lange Nacht. Was wollen Sie trinken?

Einen Whisky?

Oder lieber Wodka-Martini – geschüttelt, nicht gerührt? Nein, letzteres lieber nicht. Wir wollen keine Klischees bedienen. Und auch nicht kopieren. Das haben wir nicht nötig; unsere eigene Phantasie ist groß genug.

Zudem: Wir wollen bei jedem noch so kleinen Detail darauf achten, besser zu sein als die Konkurrenz.

Denn: Es wird verdammt hart werden. Dort draußen. Auf der Jagd.

Okay, dann einen Whisky. Zwölf Jahre sollte er mindestens alt sein. Ohne Eis und ohne Soda. Bei uns wird nichts verwässert.

Mit einer dezenten, gleichwohl unmißverständlichen Handbewegung winke ich die Lady heran, die uns hier bedient.

Sie heißt Ingemarie, ist Mitte Zwanzig. Ihr haselnußbraunes Haar reicht bis zu dem weiten Ausschnitt des roten Kleides. Ingemarie zeigt gerne, was sie zu bieten hat. Es gefällt ihr, wenn Männer sie anschauen. Aber nicht, wenn tentakelnde Augen gleich zwischen ihre Brüste fahren.

Flugs serviert Ingemarie, was ich für uns bestellt habe.

Hier können wir uns Alkohol erlauben. Zum Thema *Mineralwasser* müssen wir allerdings später noch einiges sagen.

Wir stoßen an. Auf gute Zusammenarbeit.

Ingemarie hat mit SM nichts im Sinn – sagt sie zumindest. Das ist einerseits überaus bedauerlich, andererseits aber auch gut. Denn sie wird uns die Nacht über versorgen und begleiten – sozusagen aus der neutralen Ecke. Hin und wieder wird sie sich einmischen in unser Gespräch; unsere Gedanken kommentieren – als ganz *normale* Frau.
Womit ich nicht sagen will, daß wir unnormal sind. Wir sind auch nicht besser oder schlechter als der Rest der Welt. Wir sind einfach ein bißchen anders. Und die weiblichen Wesen, nach denen wir fahnden, sollen halt andersartig sein.
Ingemarie ist aber nicht die einzige, die uns Gesellschaft leisten wird.
Das Wichtigste fehlt bisher: Die, auf die es ankommt. Diejenigen, hinter denen wir her sind.
Ihre Sichtweise von der Krone der Schöpfung wird für uns ein Quell der Erkenntnis sein. Es sei denn, wir gehörten zu jenen Trotteln, die glauben, nur sie hätten alle Weisheiten für sich gepachtet. Aber bei denen ist eh alles sinnlos. Und mit denen haben wir nichts zu schaffen.
Drehen Sie sich auf Ihrem Barhocker einmal um.
Ingemarie, schalte bitte das Deckenlicht ein. Danke.
Ich habe drei sehr unterschiedliche Frauen eingeladen, Gast in unserer Runde zu sein. Sie werden sich uns so präsentieren, wie es ihrem Wesen entspricht.
Die blonde Dame im Sessel ist Daniela. Sie ist Anfang Vierzig, ledig und arbeitet als Bauingenieurin in einer Behörde. Sie schätzt gute Kleidung, aber keinen Dresscode. Für uns hat sie ein Nadelstreifen-Kostüm mit kurzem Rock angezogen und dunkelblaue Pumps. Seit langem kennt Daniela schon ihre passive Seite. Im letzten Jahr hat sie begonnen, diese Schritt für Schritt auszuleben.
Bei Manuela sieht es ganz anders aus. Das ist die nackte Rothaarige am Kreuz mit den kleinen, festen Brüsten. Manu ist – mit Verlaub gesagt – ein geiles Luder. Und doch ist sie verdammt wählerisch. Trotzdem ist sie schon ein paar Mal reingefallen. Als freischaffende Grafikerin (34, geschieden) kann sie ihre Sexualität ziemlich frei ausleben. Mit ihren Tattoos und Piercings macht sie ihren Körper zu ihrem ureigensten Kunstwerk. Gefallen Ihnen die vier Ringe in Manus Schamlippen? Ja? Mir auch.

Dann ist da schließlich noch Nora. Scheu. Ein schlummerndes Feuer. Sie ist Anfang Zwanzig und studiert Sinologie. Ihr langes, schwarzes Haar glänzt wie frisch poliertes Leder. Sie kniet auf einem blutroten Teppich – den Kopf gesenkt. Ein schwarzer Gürtel hält eine Jacke aus weißer Seide. Neben dem Teppich stehen ihre weißen Mokassins. Nora träumt. Und wartet. Auf ihren Ritter.
Soweit zu den Damen und Herren, die uns durch die Nacht begleiten werden.
Sie schauen mich so fragend an. Raus mit der Sprache.
Sie wollen wissen, wie es denn bei mir steht? Ob derjenige, der dieses Buch schreibt, selbst enorm erfolgreich ist oder es wenigstens war?
Nun, es ist nicht so, daß bei mir daheim in jedem Raum eine Sklavin auf ihren Herrn und Meister wartet. Auch werfen sich mir die Frauen nicht zu Füßen, sobald ich irgendwo auftauche. Will so sagen: Mit meinem Leben, wie ich es derzeit führe, bin ich im großen und ganzen zufrieden. Allerdings ist dieser Zustand nicht vom Himmel gefallen. Es war ein hartes Stück Arbeit. Ja, Sie haben richtig gehört: Arbeit.
Auch der beste Dom muß sich seine Position immer wieder erarbeiten. Die Konkurrenz schläft nicht. Das *Geschäft* ist verdammt hart. Und die Objekte unserer Begierde sind sehr wählerisch. Mit Recht. Denn, wenn sie etwas geben, geben sie sehr viel. Dafür haben sie auch verdient, viel zu bekommen. Nicht nur viel – sondern das Beste.
Aber noch einmal kurz zu mir: Ich habe auch nicht nur Erfolge zu verzeichnen. Da gab es Niederlagen und Blessuren. Das tat weh – verflucht weh. Doch aus welchen Situationen können wir am besten lernen? Indem wir unsere Siege und Erfolge anschauen, uns immer wieder selbst beweihräuchern? Nein, indem wir unsere Fehler analysieren und daraus lernen.
Ein Beispiel: Über eine Kontaktanzeige (von ihr in den *Schlagzeilen* aufgegeben) lernte ich eine Ärztin – Birgit – kennen. Meine Art zu schreiben gefiel ihr gut. Wir vereinbarten ein Treffen. Sie kam aus Bremen nach Hamburg. Wir gingen in ein Restaurant. Birgit war sehr nervös. Es war ihr erstes Treffen, bei dem es um SM ging. Wir bestellten etwas zu trinken. Nach ein paar Minuten fragte Birgit mich, ob sie eine Zigarette rau-

chen dürfe. Ich hatte gerade eine meiner Nichtraucherphasen. Trotzdem gestattete ich es ihr. Nach dem ersten Zug merkte ich, daß sich etwas grundlegend verändert hatte. Sie war mir entglitten. Wir wahrten die Form, plauderten ein wenig. Dann brachte ich Birgit zum Bahnhof.
Während wir auf den Zug warteten, frage ich sie, was es gewesen sei.
Birgit stellte ganz sachlich fest: »Vom einem Mann, der mich beherrschen will, erwarte ich eine andere Reaktion.«
»Und bitte, welche?«
»Hättest du mir nach meiner unverschämten Frage im Restaurant vor allen Leuten eine runtergehauen, hättest du heute nacht alles mit mir machen können.«
Dann stieg Birgit in den Zug und verschwand.
Zumindest hatte ich eine ehrliche Antwort bekommen. Ich habe damals lange über diese Situation nachgedacht. Warum habe ich nicht so reagiert, wie es Birgit gefügig gemacht hätte? Die Antwort ist erschreckend einfach: Weil ich so bin, wie ich bin. Es gehört nicht zu meiner Authentizität, einer Frau in aller Öffentlichkeit eine zu scheuern.
Damit will ich mein Sosein keineswegs zum Maßstab erheben. Es gibt sicherlich den einen oder anderen Dom, der Birgit im Restaurant eins hinter die Löffel gegeben hätte. Auch gut.
Ich wünsche Birgit, daß sie den Mann findet, der ihren Erwartungen entspricht. Ich war es nicht.
Was hatte ich falsch gemacht? Vermutlich hatte ich in meinem Brief zu wenig über mich gesagt. Daß für mich Dominanz nicht in der Öffentlichkeit stattfindet. Daß ich keine Frau ins Gesicht schlage – es sei denn, es gehört zu einer abgesprochenen Inszenierung.
Soweit diese kleine Episode aus meinem Leben. Der Kern der Geschichte wird später noch ausgiebig beleuchtet: Die Frage nach der Authentizität, der Echtheit der eigenen Person, wenn man sich einer *Frau* nähert.
Ihnen ist sicherlich aufgefallen, daß ich im letzten Satz das Wort *Frau* besonders betont habe.
Wir müssen uns noch kurz über Wortwahl und Begriffe einigen, damit wir nicht aneinander vorbeireden.

Bei uns aktiven Männern scheint die Lage einfach zu sein. Wir sind Domini (vermeiden Sie bitte den Plural *Dominusse*), Tops, Gebieter, Herren oder Meister. Letzteres sicherlich nicht von Anfang an. Vom Wesen her sind wir aber zu allererst Jäger auf der Jagd nach unserer (geliebten) Beute.
Und die *passiven* Frauen? Jeder kennt die unerquickliche Diskussion über *devot* und *masochistisch*. Sie ist akademischer Natur, mag die eine oder andere Kolumne füllen, taugt aber wenig für unser Vorhaben.
Fragen wir lieber die jeweilige Frau. Nicht, ob sie *devot* oder *masochistisch* sei. Sondern erkunden wir, welches ganz konkrete Tun unsererseits, welche Art und Weise der (schmerzvollen) Zuwendung sie glücklich macht. Daß *Glück* in diesem Zusammenhang oft grausam und mit Tränen verbunden ist, liegt in der Natur der Sache.
Trotzdem braucht sie einen Namen, denn wir wollen über sie sprechen. *Sub* finde ich zu profan. Die *Beute* paßt gut zum *Jäger*. Die *Sklavin* zum *Herrn*. Die *Schmerzensdienerin* zum *Meister*. Aber auch: Die *versaute, schmerzensgeile Hurenfotze* braucht das *erbarmungslose Sadistenschwein*.
Die Tatsache, daß unsere Sprache – sowohl gesprochen als auch geschrieben – einer der Schlüssel zum Herz und Schoß der Frauen ist, wird uns noch ausführlich beschäftigen.
Im Titel dieses Buches habe ich mich für die *Sklavin* entschieden – als Oberbegriff. Dies garantiert erst einmal, daß der Leser weiß, um was es hier im Kern geht.

Dabei biete ich Ihnen hin und wieder einen Leitsatz an, als Kondensat unseres Gesprächs. Die Abfolge dieser Leitsätze ist aber keinesfalls als eine Art Checkliste zu verstehen, die – wenn man sie nur abarbeitet – zwangsläufig zu einer Sklavin führt.
Vielmehr sollen diese Sätze als die Knotenpunkte eines Netzes verstanden werden, das Sie nur für sich knüpfen, entsprechend Ihrer Persönlichkeit. Und anschließend – hoffentlich erfolgreich – auswerfen, um Ihre Beute einzufangen.

Neben diesen Leitsätzen werde ich Ihnen auch vorschlagen, selbst etwas in dieses Buch zu schreiben. Manchmal können

Sie dadurch aktiv an unserem Spiel teilnehmen. An anderer Stelle dient es dazu, Ihre eigenen Vorgehensweisen weiter zu optimieren.
Zudem besitzen diese von Ihnen gestalteten Freiflächen einen weiteren Vorteil. Mit dem, was Sie notieren, machen Sie dieses Buch unverwechselbar zu Ihrem Werk. Am Schluß halten Sie ein Unikat in Händen: Ihr Buch.
Machen Sie es zu Ihrem Schatz. Halten Sie es verborgen. All Ihre zu Papier gebrachten Gedanken gehen nur Sie etwas an. Sonst niemanden.
Schreiben Sie mit einem Bleistift; dann können Sie bei Bedarf radieren. Das ist einfacher, als Kugelschreibertext mit Tippex überzupinseln.
Denn: Wer will ausschließen, daß Sie im Laufe der Lektüre Ihre Meinung zu dem einen oder anderen Punkt revidieren? Tun Sie das ruhig. Es merkt ja keiner.

So, jetzt haben wir uns einen guten Schluck verdient.
Cheerio!

2 Der Mann als Jäger

Früher war alles besser. Die Luft war sauber, Sex schmutzig und Schalke wurde deutscher Meister. Früher wurde beim alljährlichen Ewing-Barbecue der Trottel Cliff Barnes von J. R. zuerst anständig verdroschen und anschließend in den Pool geworfen. Früher schwang der Mann seine Keule, packte das Weib bei den Haaren und schleifte es in seine Höhle.
Heute müssen wir uns mit Political Correctness, Gender-Mainstream und Frauenbeauftragten herumschlagen. Vermutlich würden J. R. und Cliff heute Hand in Hand zur Gesprächstherapie schlendern.
Sollen wir deshalb kapitulieren und jammernd an irgendwelche Klagemauern flüchten?
Nein. Je härter die Zeiten für uns Männer werden, desto größer muß der Ansporn sein, allen Widerwärtigkeiten des Lebens trotzig den Stinkefinger entgegenzustrecken.
Jede Chance, die sich uns bietet, etwas zu lernen, wollen wir nutzen. Denn: Wer nicht besser werden kann, hat aufgehört, gut zu sein. Und nur gute Doms finden ihre wahre Sklavin.
Sie haben einen Vorschlag?
Lassen Sie hören.
Wir sollten die alten Meister der Kunst der Verführung analysieren?
An wen denken Sie?
Don Juan, Casanova und den *göttlichen* Marquis.
So leid es mir tut, diese Zähne muß ich Ihnen sogleich ziehen. Wenn ich das schon höre: der *göttliche* Marquis. Bloß weil dieser Mensch mit seinem *de Sade* namensgebend war für eine Ausprägung unserer Leidenschaft, muß man ihn nicht gleich auf den höchsten aller Sockel stellen.
Ich besitze seine kompletten Werke als Dünndruckausgabe und habe mich durch etliche tausend Seiten gequält. Wahrlich gequält. Erregt hat mich diese ermüdende Weitschweifigkeit in keinem Fall. Die Kunst des Schreibens beherrscht der Marquis definitiv nicht, und wenn es ums *Quälen* geht, ist er lediglich technisch und nicht erotisch. Also kommen Sie bitte nie auf die Idee, in Anzeigen oder Chats sich mit dem *göttli-*

chen Marquis in Szene setzen zu wollen. Ich kenne keine Frau, die je darauf angebissen hätte.
Sie wissen, daß Don Juan mehr das Sinnbild einer unstillbaren Leidenschaft ist als eine real existierende Person? Der Sage nach soll es im 16. Jahrhundert in Spanien einen Don Juan Tenorio gegeben haben, der die Tochter einer angesehenen Familie entführte, dies aber letztendlich mit seinem Leben bezahlen mußte.
Also, weiß Gott, kein Vorbild. Bis auf die Tatsache des Risikos, das er mit seiner Tat eingegangen ist. Risikobereitschaft und Mut sind stets hilfreiche Mechanismen, um die Aufmerksamkeit einer Frau zu gewinnen. Und vielleicht ihre Liebe.
Für die frisch Begehrte eine neue Peitsche oder ein anderes Spielzeug zu kaufen, kann jeder und soll er auch. Aber welche Wirkung erzielen Sie erst, wenn Sie die Besorgung mit einem gewissen Risiko verknüpfen ...
[Aus juristischen Gründen kann ich an dieser Stelle nur an Ihre Phantasie appellieren, ansonsten liefe ich Gefahr, der Anstiftung zu einer Straftat beschuldigt zu werden.]
Bleibt uns noch der von Ihnen genannte Giacomo Casanova. Er soll fürwahr kein schöner Mann gewesen sein. Trotzdem steht sein Name für amouröse Skandale und die Kunst der Verführung. Das läßt sich nicht bestreiten, zumal, wenn man seine Memoiren liest. Doch Papier ist geduldig – und irgendwann werde auch ich meine Memoiren schreiben.
Blicken wir trotzdem kurz auf sein Leben. Richtig sympathisch war er mir, als er einmal – er war damals Priester – betrunken von der Kanzel fiel. Das macht ihn mir viel menschlicher als die Heerscharen von flachgelegten Frauen.
Wirklich interessant für uns sollte jedoch etwas anderes sein. 1757 wurde G. C. Direktor der französischen Nationallotterie – aufgrund seiner guten Kenntnisse bezüglich der Wahrscheinlichkeitstheorie.
Was sagt uns das?
Der Mann hat nachgedacht. Er kannte sich mit mathematischen Modellen aus. Und dieses Wissen hat er bestimmt nicht ausgeblendet, wenn er sich auf die Jagd machte.
Ein Don Juan hat vermutlich nur instinktgeleitet sein Ding rausgeholt und draufgehalten. (Nicht ohne Erfolg; das müs-

sen wir konstatieren.) G. C. dürfte weitaus listiger vorgegangen sein. Planvoll. Mit System. So wie ein Spieler, der lange über den Zahlen und Mustern brütet, die er ankreuzt, bevor er sein Geld setzt. Und gewinnt. Manchmal.
Auch wenn ich Ihren Vorschlag ziemlich abgewürgt habe, so hat er uns doch eine überaus wichtige Erkenntnis beschert: Die Notwendigkeit einer planvollen Vorbereitung.

Existiert denn tatsächlich kein Meister der Verführungskünste, von dem wir wirklich etwas lernen können? Einer schleicht sich geradezu heran. Hören wir ihm zu:

»Besonders lernt die Weiber führen;
Es ist ihr ewig Weh und Ach
So tausendfach
Aus einem Punkte zu kurieren,
Und wenn Ihr halbweg ehrbar tut,
Dann habt Ihr sie all' unterm Hut.
Ein Titel muß sie erst vertraulich machen,
Daß Eure Kunst viel Künste übersteigt;
Zum Willkommen tappt Ihr dann nach allen Siebensachen,
Um die ein andrer viele Jahre streicht,
Versteht das Pülslein wohl zu drücken,
Und fasset sie mit feurig schlauen Blicken,
Wohl um die schlanke Hüfte frei,
Zu sehn, wie fest geschnürt sie sei.«

Zweifelsohne haben Sie ihn sogleich erkannt. Hier sprach kein Geringer als Mephistopheles aus Goethes *Faust*. Es verbietet sich von selbst, diese glasklare Erkenntnis durch eigene Interpretationen einzutrüben. Lassen Sie sich noch einmal diese vierzehn Zeilen auf der Zunge zergehen. Rezitieren Sie diesen Text. Genießen Sie ihn. Wort für Wort. Und stutzen Sie trotz aller Brillanz. Denn hier wird die Ver-führung lobgepriesen. Aber sollten wir nicht unsere Sklavin führen? Zumindest hin und wieder? Denken Sie mal darüber nach – gelegentlich.
Verweilen wir noch für einen Moment bei den Klassikern. Die wohl poetischste Aussage zu unserem Thema stammt von dem zweiten großen deutschen Dichter: Friedrich von Schil-

ler. In *Kabale und Liebe* läßt er Lady Milford sagen: »Wir Frauenzimmer können nur zwischen Herrschen und Dienen wählen, aber die höchste Wonne der Gewalt ist doch nur ein elender Behelf, wenn uns die größere Wonne versagt wird, Sklavinnen eines Mannes zu sein, den wir lieben.« Auch wenn es ein Mann war, der Lady Milford diese Worte in den Mund legte – besser kann man es nicht auf den Punkt bringen.
Wir hingegen kehren erst einmal bescheiden zurück zu unserer Jagd-Metapher und schauen uns die unterschiedlichen Jäger an.

Der eine stellt Fallen und zerquetscht damit dem Wild die Läufe. Andere jagen die Beute mit Hunden zu Tode. Wieder andere schießen aus sicherer Entfernung mit Präzisionsgewehren aus vollen Magazinen – und töten auch.
Ich habe einmal von Männern gelesen, die im Dschungel Tiger jagen, besonders jene, die Dörfer überfallen und dort Vieh und Menschen reißen. Wenn diese Männer dann in den Kampf ziehen, haben sie nur eine einzige Patrone im Gewehr. Ihr Spiel heißt: Entweder der Tiger oder ich. Es gibt keine zweite Chance. Der erste und einzige Schuß muß exakt das Herz des Tigers treffen. So sehr ich den Mut dieser Männer auch bewundere – letztendlich töten auch sie, wenn sie siegen.
Auch wir wollen siegen, aber nicht töten. Wir wollen unser Wild anlocken, für uns gefangennehmen, domestizieren und beherrschen.
Dafür benötigen wir Köder. Das leuchtet ein.
Doch welche?
Was sagen Sie?
Unsere Lieblingsköder.
Okay, nehmen wir also unsere Lieblingsköder. (Was immer das auch sein mag.) Und dann wundern wir uns, daß keine anbeißt.
Scheiß Weiber!
Von wegen.
Nix Scheiß Weiber!
Saublöder Jäger.
An dieser Stelle kommen wir zu unserem ersten Leitsatz:

Der Köder muß der Beute schmecken, nicht dem Jäger.

Anders ausgedrückt: Mit einer Sachertorte fängt man keine Forellen. Und Speck taugt nur für Mäuse, nicht für Kaninchen. Akzeptieren wir das erst einmal so, auch wenn es uns nicht leicht fällt. Die nächste entscheidende Frage allerdings ist: Woher sollen wir wissen, welcher Köder unserer Beute – von der wir normalerweise nicht viel wissen – schmeckt?
Wir müssen den Frauen zuhören. Auch wenn das für uns Männer nicht immer einfach ist.
Zudem genau hinschauen und alles wahrnehmen. Nicht nur Beine und Brüste.
Erfahrung sammeln. Und aus jeder Kleinigkeit lernen.

Lassen Sie uns mit einer kleinen Übung beginnen. Ich habe Ihnen Daniela, Manuela und Nora im ersten Kapitel ja schon kurz vorgestellt.
Klar, die Informationsbasis ist noch ziemlich dürftig. Trotzdem: Was vermuten Sie, bei welchem Köder die Damen anbissen?
Greifen Sie zu Ihrem Bleistift. Aufschreiben ist immer gut; es trainiert den aktiven Wortschatz, und es hilft, die Gedanken zu präzisieren.

Gute Köder sind

- für Daniela:

- für Manuela:

- für Nora:

Fertig?
Gut, dann wollen wir mal hören, was die drei uns zu sagen haben.

Wir fangen bei Daniela an.
Sie schlägt die Beine übereinander und betrachtet die Spitze ihres Pumps. Mit einer Hand streicht sie über ihr Knie. Einen Moment zögert sie noch. Sie weiß es natürlich, sucht noch nach den passenden Worten.
»Es sind seine Hände. Der Mann, dem ich gehören will, muß schöne, gepflegte Hände haben. Hände, von denen ich mich überall anfassen lassen will. Zärtlich und hart. Es soll mich erregen, wenn ich seine Hände küsse. Es soll mich wild machen, wenn er sie mir in den Mund steckt. Und auch woanders rein ...«
Danke, Daniela.

Was ist mit dir, Manu?
Sie grinst frech und spuckt auf den Boden.
»Lutsch deinen Schwanz, du Wichser.«
Einen Teufel werde ich tun. Ich nehme die Reitpeitsche, die neben dem Kreuz an der Wand hängt, und knalle ihr ein paar auf die Schenkel.
Danke für deine Mitarbeit.
»Fick dich!«

Bleibt uns noch Nora.
Zum ersten Mal hebt sie ihren Kopf. Ihre blauen Augen funkeln wie Saphire. Sie streckt ihre Hände ein wenig nach vorne und drückt die Gelenke gegeneinander.
»Fesseln«, flüstert sie. »Er muß aus mir ein Kunstwerk machen. Ich möchte spüren, daß er mich verehrt, wenn er mich fesselt. So soll er mir zeigen, wie wichtig ihm jedes Detail ist.«
Nora, ich danke dir.

Soweit fürs erste unsere drei Frauen.
Hinter der Bar meldet sich Ingemarie. »Ein Mann müßte mir von Anfang an zeigen, daß ich die einzige Frau bin, an der er wirklich interessiert ist. Egal, was er mit mir im Schilde führt.«
Interessant, Ingemarie, besonders dein Nachsatz.
Sie faucht mich an, zeigt mir damit, wie gut ich sie verstanden habe.

Was können wir nun mit diesen Aussagen anfangen?
Wenn wir sie mit dem Ausschlußverfahren analysieren, können wir feststellen: Jemand mit klobigen Schweißhänden und Dreck unter den Nägel hat bei Daniela keine Chance.
Wer nicht die harte Gangart beherrscht und nicht gerne in Grenzbereichen agiert, erntet bei Manuela nur ein müdes Lächeln.
Der Grobmotoriker mit zwei linken Händen wird nie die Fesseln so schlingen, daß Nora ihm verfällt.
Manches kann man ändern (Trauerränder unter den Fingernägeln sind nicht festgewachsen), anderes nicht. Wer lieber sanft und zärtlich dominiert (was auch sehr schön sein kann), wird nie als Ultraharter auftreten können. Es sei denn, er will sich lächerlich machen.
Warum ist das so?
Ganz einfach, weil wir alle erwachsene Männer sind mit einer fertigen, festgefügten Charakterstruktur. Wir können vielleicht noch unser Verhaltensrepertoire erweitern und optimieren. Aber uns von Grund auf ändern, das können wir nicht.
Und seien wir einmal ehrlich: Eigentlich wollen wir das auch überhaupt nicht.
Ist mit dieser Erkenntnis für uns schon Ende Gelände?
Keineswegs. Wir müssen nur unseren Blickwinkel ändern.
Sie fragen: Und wie?
Indem wie uns erst einmal darüber klar werden, wer wir sind und wer nicht. Was wir können und was nicht.
Das mag für den einen oder anderen schmerzlich sein. Erfolgversprechend ist es allemal.
Gehen Sie bitte in sich und füllen die folgenden Freiräume aus. Seien Sie zu sich ganz ehrlich. Übertreiben Sie auch nicht. Schummeln hilft keinem.
Und außerdem: Niemand bekommt Ihr Buch zu Gesicht. Nur Sie.

Was kann ich gut?

Was kann ich nicht so gut?

Haben Sie alles aufgeschrieben?
Ja. Prima. Jetzt schauen Sie sich noch einmal Ihre *Schwächen* an und kreisen diejenigen ein, bei denen Sie eine Veränderung für realistisch halten.
Seien Sie wieder gnadenlos ehrlich. Sonst können Sie es gleich lassen.

Okay. Ich freue mich, daß Sie mitmachen. Haben Sie Lust, noch eine Schicht tiefer zu gehen?
Ja, Sie haben. Ich sehe es Ihnen an.
Dafür muß ich allerdings ein wenig ausholen. Vorsicht: Jetzt wird es ein bißchen psychologisch. Aber ich weiß, worüber ich rede.
In den vielen Jahren meiner Suche habe ich folgende Erfahrung gemacht: Wir alle verbergen tief in uns ein *Schlüsselerlebnis*. Ein Spiel, das wir nicht zu Ende haben spielen können. (Das muß nicht unbedingt in der oft zitierten frühen Kindheit passiert sein, sondern kann auch später stattgefunden haben, in der Pubertät oder danach.)
Und wir tragen eine Sehnsucht in uns: Endlich dieses Unvollendete zum Abschluß zu bringen. Immer und immer wieder. Bis wir uns daran satt gespielt haben. Ein Umstand, der äußerst selten eintreten wird.
Wir suchen also – meistens unbewußt – nach der Partnerin, mit der wir dieses bewerkstelligen können.
Das klingt Ihnen alles viel zu theoretisch?
Nun gut. Dann will ich von mir erzählen.
Ich war damals fünfzehn. Wir waren auf Klassenfahrt. Mädchen und Jungen. Irgendwo im Taunus. Sie hieß Dagmar und stammte aus gutem Haus. Im Gegensatz zu mir. Sie hatte ein kleines, tragbares Tonbandgerät mit den neusten Hits. Mein Freund und ich nicht. Sie liebte es, die Jungs, denen sie sich

überlegen fühlte, zu provozieren. Wir waren im Wald. Sie, ich und mein Freund. Wir wollten ihr Tonbandgerät auch einmal haben – wenigstens für eine Weile. Dagmar lachte, trieb es auf die Spitze. Zuerst kabbelten wir nur mir ihr; dann rauften wir. Verdrehten ihr die Arme, machten Muskelreiten. Mein Freund zog den Gürtel aus seiner Jeans. Wir fesselten Dagmar an einen Baum. Kitzelten sie nach Strich und Faden durch. Kniffen und zwickten sie. Unter ihr Shirt zu greifen oder unter den Rock, das trauten wir uns nicht. Nie werde ich ihren stolzen Gesichtsausdruck vergessen. Nie hätte sie das Gerät rausgerückt. Es sei denn, wir hätten noch ganz anderes mit ihr angestellt. Hätten! Von Ferne hörten wir damals Klassenkameraden kommen und mußten unser Spiel beenden. Dagmar hat den anderen nie davon erzählt. Doch jedesmal, wenn sich unsere Blicke trafen, las ich in ihren Augen: Ich habe gewonnen – du nicht.
So etwas prägt, frißt sich unauslöschbar ins Gedächtnis ein.
Wie ging es später mit mir weiter?
Ich suchte mir stets Frauen, die sozial über mir standen. Die etwas hatten, daß sie mir *freiwillig* nicht geben wollten. Das waren keine teuren Sachen mehr; was ich an *Sachen* begehrte, konnte ich mir später fast alles selbst kaufen. Es ging um Verhaltensweisen. Fast immer um sexuelle. Es ging ums Besiegen. Ich suchte stets nach einer neuen Dagmar, die erst nach entsprechender *Behandlung* bereit war, sich mir und meinen (sexuellen) Wünschen zu fügen. Alles andere war für mich langweilig. Es hat lange gedauert, bis ich mir dessen bewußt geworden bin. Und noch viel länger, bis ich dieses *Spiel* beherrschte.
Die größten Niederlagen (und Verletzungen) habe ich erlitten, wenn ich versuchte, Frauen, die andere Vorlieben pflegten, mein Spiel aufzudrängen. Das mußte schiefgehen. Denn: Wir hatten keine gemeinsame Schnittmenge.

Schauen wir noch einmal auf unsere drei Mädels.
Die Schönste für mich ist Nora. Doch sie wartet bestimmt auf jemand anderen als mich. Sie träumt (vermutlich) von der sanften Verführung und zärtlich festgezogenen Seilen. Vielleicht könnte ich mich ihr nähern; doch dabei müßte ich mich verstellen. Und das würde sie schon bald merken. Das Ende wäre absehbar.

Sicher, Manuela sucht den Kampf. Sie braucht (vermutlich) die Peitsche bis zum Exzeß. Ich gebe es zu: Auch bei ihr könnte ich letztendlich nicht brillieren. Meine Stärke liegt in der subtilen Auseinandersetzung – nicht im ultraharten Kampf bis zum letzten. Wobei niemand ausschließen kann, daß Manu möglicherweise etwas ganz anderes sucht, als sie uns hier weismachen will.
Daniela? Vielleicht. Das mit den Händen ginge klar. Aber sonst weiß ich noch viel zu wenig von ihr, um eine Prognose zu wagen.
Vergessen wir nicht Ingemarie. Auch wenn sie mit unseren Genüssen nicht viel anfangen kann – eine schöne, begehrenswerte Frau ist sie allemal.

So, jetzt haben Sie ganz schön viel von mir erfahren.
Bestellen Sie sich einen neuen Drink. Es geht ja alles auf meine Rechnung.
Dann tauchen Sie tief ab in Ihr Innerstes und begeben sich auf die Suche nach Ihrem Schlüsselerlebnis.
Seien Sie mutig. Außer Ihnen erfährt ja niemand etwas davon.
Falls Sie jetzt entgegnen – nur um sich vor der Arbeit zu drücken –, es sei doch viel interessanter, zu erfahren, wie man den Damen ihre Schlüsselerlebnisse entlocken könnte, dann muß ich sie enttäuschen.
Darauf falle ich nicht herein.
Wie wir an diese in der Tat sehr wichtige Informationen gelangen können, damit beschäftigen wir uns später.
Wenn Sie etwas zu Papier gebracht haben.

Mein Schlüsselerlebnis ...

3 Die Objekte unserer Begierde

Von den alten Chinesen wissen wir: Wer das Wesen einer Frau versteht, hält das Wissen der Welt in Händen.
Das klingt toll. Doch bringt es uns weiter? Ja und nein.
Nein, weil es nichts Konkretes, Ausprobierbares enthält.
Ja, weil es auf poetische Weise den weiten Raum beschreibt, den wir durchschreiten müssen, auf dem Weg zu unserem Ziel. In dem Satz klingt das Magische und Mystische an, das jede einzelne Frau umgibt wie ein unsichtbarer, kostbarer Schleier. Wem es gelingt, diesen Schleier zu lüften, dem stehen alle Pforten offen. Nichts wird ihm mehr vorenthalten.
Das ist Ihnen zu schwülstig?
Sie sagen ja?
Lassen Sie mich doch etwas in den Worten schwelgen. Es übt, zur rechten Zeit den rechten Ton zu finden.
Denn halten wir uns bitte stets vor Augen: Die erogenste Zone einer Frau befindet sich bekanntlich nicht zwischen ihren Beinen, sondern zwischen ihren Ohren.
Uns Männer machen Bilder scharf. Das entsprechende Wort, eine pikante Formulierung, der passende Satz – das ist es, was eine Frau dazu bewegt, sich uns zu öffnen.
Natürlich gibt es Ausnahmen. Das bestreitet niemand. Wir wollen hier ja kein festgefügtes Bild der Frau entwerfen. Wir wollen auf alle Bandbreiten vorbereitet sein, um optimal handeln zu können. Entsprechend unserer eigenen Persönlichkeit. (Ich hoffe, Sie haben Ihre letzten Aufgaben gut erledigt und auch etwas Neues über sich herausgefunden.)
Sie haben einen Einwand?
Sie fragen, ob es wirklich notwenig sei, sich so zu plagen? Denn: Sie kennen auch Fälle, in denen Frauen ihre Männer um so mehr lieben, je schlechter sie behandelt werden.
Die kenne ich auch.
Aber *lieben* diese Frauen wirklich?
Ich glaube nicht. Sie sind vielmehr in Muster verstrickt, aus denen sei alleine nicht herauskommen (wollen).
Wen stört's?, höre ich Sie sagen. Soll er sich doch wie die letzte Sau aufführen, sie grün und blau prügeln, von vorne und

hinten belügen und betrügen – sie will es ja nicht anders. Und beide sind glücklich.
Ich glaube nicht, daß sie *glücklich* sind. Weder er noch sie.
Außerdem: Wenn diese Art von Dom Ihr Selbstverständnis ist, können Sie das Buch getrost zur Seite legen. Sie werden keinen Honig daraus saugen können.
Aber was ist mit jenen Frauen, die das alles mit sich machen lassen? Die – wie man in diesem Zusammenhang oft hört – immer wieder an den Falschen geraten?
Ob es wirklich der Falsche ist, maße ich mir nicht an zu beurteilen. Denn dann müßte ich ja wissen, wer der Richtige wäre. Aber eines weiß ich: Für diese Frauen – die wie alle anderen unsere uneingeschränkte Achtung verdienen – bin ich kein Partner.
Ich wäre mit ihnen – schlicht und ergreifend – überfordert.
Auch das gehört zu einer kritischen Bestandsaufnahme über das eigene Ich: sich zuzugestehen, wenn man überfordert ist.

Jetzt fordere ich erst einmal wieder etwas von Ihnen.
Seien Sie ehrlich zu sich.

Was überfordert mich bei einer Frau?

Es muß aber nicht die Überforderung sein, die uns einen Bogen um die eine oder andere Frau machen lassen sollte.
Sie kennen alle den Spruch: Lieber fünf Minuten feige, als ein Leben lang tot.

Ich wandele ihn ab: Lieber ein schneller Rückzug als ein langer Knastaufenthalt.
Ich hatte annonciert, suchte eine Frau, die Lust an der Unterwerfung hat. (Ja, ich weiß, das war nicht besonders originell. Aber jeder hat mal klein angefangen.)
Ein Brief gefiel mir besonders gut. Sie – Elsa – suchte einen Mann, der sie bezwingt. Das beigefügte Bild versprach interessante Stunden.
Wir trafen uns. Zu meinem Glück in einem Restaurant. Elsa hielt, was Brief und Bild versprochen hatten. Offen beschrieb sie mir, wie sie entführt und vergewaltigt werden wollte. Wir vereinbarten ein weiteres Treffen fürs Wochenende. Ich brachte Elsa noch zu ihrem Wagen. Bevor sie einstieg, sagte sie zu mir: »Übrigens, wenn es mir zu heftig wird, zeige ich dich an.«
Ich fuhr nicht zu dem Treffen und habe Elsa nie wieder gesehen.
Ob Elsa ein Fall für die Therapeutencouch ist, will ich nicht entscheiden. Zumindest ist sie eine Frau, die nicht einen Millimeter weit ihren Fuß in mein Leben setzen wird.

Wie steht es mit Ihnen?
Hätten Sie sich auf dieses Spiel eingelassen?
Beantworten Sie sich folgende Frage:

*Welches maximale Risiko bin ich bereit,
bei einer Frau einzugehen?*

Stellen Sie sich vor, Sie müßten mit aller Konsequenz das tun, was Sie aufgeschrieben haben. Würden Sie es tatsächlich machen?

Sie sehen: Je mehr wir uns mit unserer Beute beschäftigen, desto mehr finden wir über uns selbst heraus.

Lenken wir unser Augenmerk nun für einen Moment auf eine ganz spezielle Frau. Ich darf voraussetzen, daß Sie *Die Geschichte der »O«* kennen nebst der Fortsetzung *Rückkehr nach Roissy*.
Zuerst einmal muß ich konstatieren: Es ist ein Buch von höchster Schreibkunst. Geschrieben von einer Frau – Dominique Aury (unter dem Pseudonym Pauline Réage). Tief verneige ich mich vor ihrer schriftstellerischen Leistung.
Doch nun zur »O«, zu den anderen Figuren im Buch und zum Ort des Geschehens.
Was ist der Wesenskern von allem und jedem, das in diesem Buch passiert?
Denken Sie konzentriert nach! Lassen Sie sich nicht von den Szenen ablenken, die Ihnen sicherlich zuerst durchs männliche Gehirn geistern (und auch weiter unten Wirkung zeigen).
Es ist nicht die Härte und Konsequenz, mit der die Protagonistin behandelt wird.
Es ist nicht die ganz besondere Art der Liebe, durch die »O« alles erträgt.
Der Wesenskern heißt für mich: Stil.
Alles hat Stil – jede Person, die agiert, jeder Schauplatz und jedes noch so kleine Detail.
Sir Stephen ist ein gebildeter Mann mit besten Manieren – und kein Neandertaler im Bärenfell, der mit seiner Keule winkt.
In Roissy wartet auf »O« ein Schloß mit nobelster Ausstattung – und kein heruntergekommenes Motel mit versifftem Bad und angeschimmelten Wänden.
Die Ringe werden ihr in einem grünen Lederkästchen präsentiert – und liegen nicht auf einem Bierdeckel.
Noch einmal: Das Zauberwort heißt *Stil*.

Ich höre schon Ihre Einwände. Jeder kennt bestimmt eine Frau, die es am meisten aufgeilt, wenn die Umgebung dreckig und heruntergekommen ist. Wenn irgendwo im Hintergrund Ratten fiepen und das Armani-Kostüm anschließend in die Reinigung muß. Oder gleich in den Müll.

Ja, ich kenne auch eine.
Aber diese Damen sind hier und jetzt kein Maßstab für uns. Denn sie sind unberechenbar und erfordern ganz spezielle Maßnahmen.
Natürlich habe ich Ideen, wie Mann mit diesen Frauen am besten umspringt. Aber die werde ich lieber in einer Geschichte verarbeiten, als sie hier kundzutun. Die Gefahr, daß ich falsch verstanden werde, ist mir einfach noch zu groß.
Sie glauben jetzt bestimmt, ich kniffe.
Das mag vielleicht so aussehen. Aber vielmehr fordere ich Ihre Phantasie heraus. Wenn Sie am Ende des Buches angelangt sind, kehren Sie an diese Stelle wieder zurück und machen sich Ihre eigenen Gedanken.

Nun erst einmal weiter im Text.
Greifen Sie zu Ihrem Bleistift.

Was macht meinen Stil aus?

Ich hoffe, Sie haben einiges aufgeschrieben.
Wenn nicht, dann liegt noch viel Arbeit vor Ihnen.

Vom ersten Leitsatz wissen wir, daß der Köder der Beute schmecken muß. Auf den Stil angewendet bedeutet das: Sie können noch so viel an Ihrem Stil feilen – wenn das begehrte Objekt nicht darauf anspringt, haben Sie einfach Pech.

Das ist grausam, aber realistisch.
Bevor wir unsere Frauen wieder zu Wort kommen lassen, überlegen Sie bitte, bei welcher Sie eine Chance hätten.

Nora, was hat für dich bei einem Mann Stil?
Sie lächelt, stellt sich ihren Herrn vor – weiß anscheinend genau, was sie sich wünscht.
»Stil hat für mich viel mit Respekt zu tun. Bei allem, was er mit mir macht. Schon wenn er sich mir nähert, muß ich spüren, daß er meinen Körper, daß er mich respektiert.«
Nora richtet ihren Oberkörper auf, drückt die Brüste ein wenig nach vorne. »Wenn er mir bei jeder Aktion zeigt, wie sehr er mich achtet, kann er alles mit mir machen.«
Sie spitzt ein wenig ihre Lippen und flüstert: »Fast alles.«
Danke, Nora.

Manuela, können wir von dir ...
»Spar dir dein Gelaber«, fällt sie mir ins Wort. »Hol lieber mal deinen Stiel raus.« Sie leckt sich mit der Zunge über die Lippen. »Wenn er beschnitten is', dann is' er gut. Sonst steck ihn dir selber rein.«
Kann Mann derlei ungestraft durchgehen lassen?
Denken Sie sich schnell eine passende Bestrafung für Manu aus.

Dann fragen wir Daniela.
»Stil ...« Sie zupft am Revers ihrer Kostümjacke herum. »Stil besäße er, wenn er mich mit goldenen Seilen auf einen Mahagonitisch bände und mit einer Baccara-Rose schlüge.«
Damit dürften Hartz-IV-Empfänger für Daniela ausscheiden?
Daniela zuckt leicht mit ihren Schultern. »Vermutlich, ja.«
Auch das hat man zu respektieren.

Mit ihrem Diamantring klopft Ingemarie gegen ein Glas.
»He, Sakow. Es hätte Stil, wenn du mich nicht immer zuletzt fragen würdest.«
Wer sagt, daß ich vorhatte, dich zu fragen?
Wenn Blicke töten könnten ...
Zu schade, daß Ingemarie unsere Leidenschaften nicht teilt.

Stil muß nicht immer – wie es bei Daniela ausschaut – etwas mit viel Geld zu tun haben. Einen Strauß schlichter Rosen bekommen Sie bei Blume 2000 schon für ca. vier Euro, und die Preise in den Baumärkten (für manch interessantes Spielzeug) halten sich bekanntlich auch in Grenzen.
Allerdings sollten Sie auch damit rechnen, auf passive Frauen zu treffen, für die SM in erster Linie ein Tauschgeschäft ist. Dies ist mir zweimal passiert.
Eine Personalleiterin eines mittelständischen Unternehmens umriß gleich beim ersten Telefongespräch ihre Vorstellungen: Sie erwarte nicht mehr und nicht weniger, als daß ihr Dom ein eigenes Haus mit reichhaltig ausgestattetem Folterkeller besitzt.
Eine Sekretärin zeigte mir beim ersten Treffen unverblümt auf dem Parkplatz in meinem Wagen ihre Brüste. Sie besaßen Pam-Anderson-Format und wurden wie folgt erläutert: »Sie sind extrem belastbar. Du kannst Peitschen, Klammern, Wachs und Nadeln benutzen, soviel du willst. Allerdings mußt du mich finanziell auch unterstützen.«
Ich habe mich bei den Damen für ihre Ehrlichkeit bedankt und ihnen viel Glück gewünscht bei ihrer Suche.
In beiden Fällen habe ich viel Zeit, Geld und Nerven gespart – und mich selbst nicht zu einer Ware gemacht im Rahmen eines Tauschgeschäftes. Wobei ich nicht verhehlen will: Die angepriesene Belastbarkeit hätte ich schon gerne einer ausgefeilten Testserie unterzogen.
Doch die Achtung vor mir selbst war mir wichtiger. Hüten wir uns also davor, uns in den Fallstricken der eigenen Lust zu verfangen. Und zu stürzen.
Denn ein Dom sollte nicht nur über Stil verfügen, sondern auch Selbstachtung besitzen.
Rennen Sie bitte nicht – auch wenn die sexuelle Not noch so groß sein sollte – durch die Gassen wie ein Rüde auf Speed, dem der Sabber nur so aus den Lefzen tropft.
Unsere Beute ist um vieles wacher, als wir es uns eingestehen wollen. Der kleinste Fehler, den wir uns erlauben, wird wahrgenommen.
Und die Konkurrenz schläft nie.
Deshalb der Leitsatz:

**Zeigen Sie stets, daß Sie Stil besitzen.
Und wahren Sie Selbstachtung.**

Stil und Selbstachtung sind Merkmale einer klaren Linie, mit der Mann auftritt. Zudem sind sie wichtige Eckpunkte seiner Persönlichkeit.
Auf welch interessante Weise (passive) Frauen allerdings auch in der Lage sind, einen Mann zu beurteilen, zeigt folgendes Beispiel.
In größerer Runde ließ sich eine Sklavin über ihren (abwesenden) Herren so aus: »Als Dom ist er ja ganz brauchbar. Aber ansonsten ist er ziemlich weich im Hirn.«
Hier dürfte jede weitere Erläuterung überflüssig sein.

Trotzdem, lassen Sie uns fix eine kleine Übung daraus machen. Stellen Sie sich vor, Ihnen würde zugetragen, Ihre Sklavin hätte sich coram publico über Sie so geäußert.
(Natürlich wird das bei Ihnen nicht der Fall sein. Gleichwohl lohnt die Übung.)
Wie würden Sie reagieren?

Kommen Sie ins Grübeln? Das ist gut so. Der Weg zu einem guten Dom – und weiter zu einem Meister – ist hart und steinig. Aber er lohnt sich.
Den (von Männern) oft zitierten Satz – »Dom kann man nicht werden; Dom ist man.« – halte ich schlichtweg für Unfug.
Wäre dem so, könnten Sie dieses Buch gleich in den Altpapiercontainer werfen. Und das wäre ein Fehler.
Ich habe in diesem Kapitel nur einen winzigen Teil der Schlaglichter aufblitzen lassen, mit denen wir die Phänomene beleuchten können, welche die Objekte unserer Begierde charakterisieren.
Jeder von Ihnen kann Dutzende von weiteren Begebenheiten beisteuern. Durchforsten Sie Ihr Gehirn, lassen Sie alles Revue passieren, was Ihnen bedeutend erscheint.
Ich werde es gebetsmühlenartig wiederholen: Aus jeder Erfahrung, die wir gemacht haben (besonders aus den schlechten), können wir lernen.

So sehr uns die Frauen auch manchmal um den Verstand bringen, uns die Nachtruhe rauben, so sehr wir sie (teilweise zu recht) verfluchen – ringen wir uns zu einem zweiten Leitsatz durch:

Jede Frau ist es wert, mit aller Kraft geliebt zu werden.

Falls Ihnen das zu gefährlich klingt, können Sie noch handschriftlich ergänzen: *Aber nicht unbedingt von mir.*

In diesem Sinne: Prost.

4 Die Schärfung der Sinne

Der Jäger weiß: Weht der Wind von hinten, riecht das Wild ihn eher, als er es sieht. Denn das Wild wird alle seine Sinne einsetzen, um nicht zur Beute zu werden.
Wie steht es hingegen mit unseren Sinnen? Setzen wir alle ein, wenn wir uns auf die Suche machen? Und zwar so, daß wir das Wild anlocken, anstatt es zu vertreiben?
In Kapitel 2 haben wir uns mit dem *Schlüsselerlebnis* auseinandergesetzt und nach ersten Schnittmengen gesucht. Schnittmengen zwischen unserem Begehren und dem der Frauen, die wir suchen.
Nun ist es aber nicht so, daß jede ihr Begehren auf einem Schild vor sich herträgt. Jede wird das, was sie sich wünscht, auf ihre ganz besondere Weise aussenden.
Aber es geht nicht nur ums Aussenden. Es geht ebenso ums Empfangen. Manche (passive) Frau wird vorsichtig abwarten und beobachten, wer sich ihr da nähert, bevor sie sich zu erkennen gibt oder gar ausliefert.
Jäger und Wild, Mann und Frau, Dominus und Sklavin – sie alle kommunizieren miteinander über alle Sinne, über alle Kanäle ihrer Wahrnehmung.
Dies sind:

- sehen (Augen),
- hören (Ohren),
- fühlen (Haut),
- riechen (Nase),
- schmecken (Mund/Zunge)

Sicherlich geschieht das nicht immer zu gleichen Teilen. Jeder Mensch hat seine bevorzugten Kanäle, über die er vornehmlich wahrnimmt und aussendet.
Je besser wir unsere Kanäle einsetzen, um zu senden, desto besser werden wir wahrgenommen.
Je besser wir unsere Kanäle einsetzen, um zu empfangen, desto besser nehmen wir unser Gegenüber wahr.

Bevor wir alle fünf Sinne einzeln und genau betrachten, formulieren wir den nächsten Leitsatz:

Je mehr Sie all Ihre Sinne schärfen,
desto erfolgreicher sind Sie.

Beginnen wir mit uns selbst, und zwar mit dem, was und wie wir wahrnehmen.

Schließen Sie die Augen (natürlich erst, nachdem Sie den Absatz zu Ende gelesen haben), und stellen Sie sich die schönste und willigste Sklavin vor, von der Sie je geträumt haben. Lassen Sie sich Zeit. Malen Sie sich Ihre Sklavin in allen Nuancen aus. Genießen Sie jedes Detail. Stacheln Sie Ihre Sklavin zu Reaktionen an. Machen Sie etwas mir ihr – was immer Sie wollen.

Das war der Genuß. Jetzt folgt die Arbeit. Bringen Sie alles Wahrgenommene zu Papier.

Visuelle Wahrnehmung (Augen):

Wie sieht meine Sklavin aus?

Akustische Wahrnehmung (Ohren):

Wie klingt die Stimme meiner Sklavin?
Wie tönt es, wenn sie stöhnt und schreit?

Haptische Wahrnehmung (Haut):

Wie fühlt sich der Körper meiner Sklavin an?

Olfaktorische Wahrnehmung (Nase):

Wie riecht meine Sklavin?

Gustatorische Wahrnehmung (Mund/Zunge):

Wie schmeckt meine Sklavin?

Vermutlich ist Ihnen zum Aussehen Ihrer Sklavin am meisten eingefallen. Kein Wunder, denn – ich habe schon einmal darauf hingewiesen – bei uns Männern geschieht vieles über die Bilder in unserem Kopf.
Dies darf aber keine Entschuldigung dafür sein, die anderen vier Kanäle brachliegen zu lassen bzw. nicht schärfen zu wollen.
Machen Sie sich hierfür wieder unsere vier Frauen zunutze.
Und trainieren Sie zudem Ihre Phantasie. Seien Sie grenzenlos. Hier dürfen Sie es.

Gehen Sie zu Daniela. Sie will angefaßt werden. Trainieren Sie in Gedanken an Daniela Ihre haptische Wahrnehmung. Wie fühlt sich Danielas Haut an? Streicheln Sie über ihre Arme. Ihre Beine. Aus welchem Stoff ist das Nadelstreifen-Kostüm? Fahren Sie Daniela durchs Haar. Ist es weich und geschmeidig? Oder widerborstig? Knöpfen Sie ihr die Bluse auf. Hat sie feste Brüste? Berühren Sie Danielas Körper, wo immer Sie wollen. Ihre Hände dürfen alles mit ihr machen.

Manuela hat uns schon durch ihr vorlautes Mundwerk erfreut. Kitzeln Sie weitere akustische Reaktionen aus ihr heraus. Greifen Sie zur Peitsche, oder setzen Sie Manu Klammern auf die Nippel. Bleibt sie weiterhin ordinär? Oder hören Sie andere Töne? Geigen Sie mit einem Rohrstock auf Manuelas Spalte. Gurrt sie? Flucht sie? Schreit sie? Knallen Sie der Kleinen ein paar auf den Arsch, und achten Sie genau darauf, welche Töne sie spuckt.

Geben Sie Nora einen Kuß. Zuerst einmal auf den Mund. Wie schmeckt sie Ihnen? Suchen Sie sich andere Stellen ihres Körpers. Setzen Sie Ihre Lippen ein. Züngeln Sie über Noras Haut. Lecken Sie, wo immer es Ihnen gefällt. Ihre Sklavin wird es Ihnen danken. Bleiben Sie aber nicht stumm dabei. Fassen Sie das, was Sie schmecken, in Worte. Fesseln Sie Nora mit Ihren Formulierungen. Schmecken Sie Nora von Kopf bis Fuß durch. Wo schmecken und schlecken Sie am liebsten? Welcher Geschmack macht Sie wild? Wovon wollen Sie mehr?

Können Sie Ingemarie gut riechen? Ich meine nicht nur den Duft ihres Parfüms. Man muß nicht wie der Hund an der Hündin rumschnüffeln, wenn man eine Frau beschnuppert. Saugen Sie den Duft, der Ingemaries Körper entsteigt, langsam durch die Nase ein. Genießen Sie es. An welcher Stelle auch immer. Welchen Duft nehmen Sie am liebsten an einer Frau wahr? Lassen Sie es Ihre Sklavin wissen. Gerne wird sie so duften, wie es ihrem Herrn gefällt. Denn: Auch ein Dom kann sich mal durch den Duft seiner Sklavin betören lassen. Ob uns das bei Ingemarie allerdings weiterhilft, das steht auf einem anderen Blatt.

Vermutlich werden Sie sich nicht mit allen vier Frauen gleich viel vergnügt haben, weil auch Sie – wie jeder Mensch – Ihre bevorzugten Kanäle der Wahrnehmung haben. Das ist weder gut noch schlecht. Es ist schlicht ein Teil Ihrer Persönlichkeit, mit der Sie auf die Jagd gehen.
Gehen Sie mit sich zu Rate und überlegen, welche Kanäle Sie weiter schärfen wollen und welche für Sie nicht von Bedeutung sind. Treffen Sie diese Entscheidung ganz bewußt – dann haben Sie etwas, worauf Sie aufbauen können.

Aber dies ist nur die eine Seite der Wahrnehmungs-Medaille. Bisher haben wir die Kommunikation zwischen Mann und Frau ausschließlich von unserer Warte aus betrachtet. Wir sollten bei unserer Vorbereitung nicht außer acht lassen, daß die Frauen auch uns über ihre (bevorzugten) Kanäle wahrnehmen.
Was haben Sie anzubieten, damit eine Frau Sie als Mann, damit eine Sklavin Sie als Dom wahrnimmt – und Ihnen verfällt? Gehen wir auch hier die fünf Sinne systematisch durch, analysieren wir den Ist-Zustand und stecken uns Ziele.
Wenn eine Frau einen Mann visuell wahrnimmt, reduziert sie ihn nicht auf physikalische Fakten (Größe, Gewicht, Alter usw.), sondern sie bewertet sein gesamtes Erscheinungsbild – gleicht es mit dem ab, was für sie begehrenswert ist.
Ob es Statistiken gibt, die belegen, um wieviel erfolgreicher (angeblich) der gelederte Latin-Lover-Typ gegenüber dem BBB-Mann (Bart, Brille, Bauch) ist, darf Sie nicht interessieren. An Ihren physikalischen Fakten können Sie kaum etwas ändern.
Aber wie Ihr Erscheinungsbild aussieht, das liegt ganz allein in Ihren Händen. Zudem hängt es davon ab, wie Sie Ihren Stil nach außen hin dokumentieren wollen.
Ich besitze – abgesehen von Schuhen und Gürteln – kein einziges Kleidungsstück aus Leder. Weil es nicht zu mir paßt. Vermutlich sähe ich ziemlich lächerlich aus, kleidete ich mich nach *striktem Dresscode*. Will ich beeindrucken, trage ich einen edlen, dunklen Anzug mit teurer Seidenkrawatte. Übrigens: Eine Krawatte eignet sich hervorragend, um die Hände einer Frau zu fesseln. Oder ihre Füße. Zudem wird jene Sklavin –

die für derlei empfänglich ist – es sehr zu schätzen wissen, wenn Edelstes um ihre Gelenke geschlungen wird.
Das gilt für mich. Für Sie wird sehr wahrscheinlich etwas ganz anderes optimal sein.
Entscheidend ist, daß Sie sich darüber klar sind bzw. werden, was zu Ihnen paßt und mit welchem Erscheinungsbild Sie am besten punkten können.
Denken Sie stets daran: Ihr visuelles Auftreten ist ein Teil Ihres Stils. Und Ihr Stil muß authentisch sein. Echt. Jede noch so gute Kopie fällt irgendwann auf – und wirkt dann albern.
Lassen wir an dieser Stelle noch einmal Mephistopheles zu Wort kommen:

> »Das ist der rechte Mann.
> Ihr seid doch ziemlich wohl gebaut,
> An Kühnheit wird's Euch auch nicht fehlen,
> Und wenn Ihr Euch nur selbst vertraut,
> Vertrauen Euch die andern Seelen.«

Skizzieren Sie Ihr authentisches Erscheinungsbild mit allen Details.

Um die Vorstellungskraft zu schärfen, schließen Sie gleich noch eine weitere Übung an.
Stellen Sie sich wieder unsere vier Mädels vor. Mit welchem Erscheinungsbild würde Mann bei jeder von denen punkten?
Bei der akustischen Wahrnehmung müssen wir zwischen Form und Inhalt unterscheiden.
An der Lage Ihrer Stimme können Sie nur bedingt etwas ändern. Ob Sie im Baß oder im Falsett Ihre Befehle erteilen, hat

die Natur festgelegt. Der Stotterer bedarf zunächst eher einer Sprachtherapeutin als einer Sklavin. (Es sei denn, er findet eine passive Sprechlehrerin.) Aber am *äh, ne, hä* und ähnlichen Liederlichkeiten der Artikulation läßt sich schon feilen.

Wenn Sie die Vermutung haben, daß es an dieser Stelle bei Ihnen hapert, besorgen Sie sich ein Diktiergerät oder nutzen Sie einen MP3-Player, der auch Sprache aufnimmt, und sprechen Sie längere Texte. Sie werden sich wundern, was Ihnen alles auffällt. Und was Sie noch verbessern können.

Doch nicht nur die Art, wie Sie etwas sagen, ist von Bedeutung. Die verwendeten Wörter und gebauten Sätze sind genau so wichtig; wenn nicht sogar wichtiger.

Auch hier ist es entscheidend, Ihren Sprachstil auf das abzustimmen, was bei Ihrer Beute optimal wirkt.

Manche Frauen schmelzen dahin, wenn man von erblühten Knospen, fruchtigen Brüsten, geöffneten Feigen und einem verwöhnungsbedürftigen Hintern spricht.

Andere finden diese Diktion schlichtweg lächerlich. Sie werden scharf, wenn sie hören: steinharte Nippel, nadelgespickte Titten, abgebundene Euter, triefendgeile Hurenfotze und peitschengestriemter Arsch.

Trainieren Sie jetzt Ihren aktiven Sprachschatz und Ihr verbales Einfühlungsvermögen. Sagen Sie unseren Frauen, was Sie gerne mit ihnen machen möchten. Und zwar so, daß es ankommt.

Daniela:

Manuela:

Nora:

Ingemarie:

Ich habe bei dieser Übung ganz bewußt Ingemarie nicht ausgespart. Denn die Welt besteht nicht nur aus passiven Frauen.

Wenn Sie hier trainieren, Ihre Sklavin zu finden, verfallen Sie bitte nicht dem Fehler, alles neu Gelernte auf jede Frau anzuwenden, die Ihre Wege kreuzt.

Hüten Sie sich im Alltag vor Anspielungen und kleinen sprachlichen Keckheiten, die leicht falsch verstanden werden könnten.

Andererseits darf man auch nicht ganz ausschließen, daß eine Frau, die sich für *normal* gehalten hat, plötzlich auf den Geschmack gekommen, ihrem Erwecker ein Leben lang dankbar sein wird.

Hörte ich da gerade eine Stimme aus dem Hintergrund?

»Träum weiter«, flötet Ingemarie noch einmal von der anderen Seite der Bar.

Mancher Traum ist bekanntlich ergiebiger als die Realität, mein Herz. Aber jetzt sei so gut und fülle wieder unsere Gläser. Denn wir haben noch einiges zu bereden.

Jeder Mann weiß: Eine Frau muß erst alles anfassen, bevor sie es glaubt.
Was gibt es an Ihnen, das eine Frau gerne anfassen würde? Bitte gleiten Sie jetzt nicht ins Peinliche ab. Hören wir lieber unseren Frauen zu.

Nora, was faßt du bei deinem Dom am liebsten an?
»Mein Herr würde mich sehr glücklich machen, wenn er mir erlaubte, nach einer Session dankbar sein Gesicht zu berühren.«
Nora macht eine kleine Pause.
»Aber bitte ein Gesicht ohne Bart.« Sie zuckt, wie zur Entschuldigung, mit den Schultern. »Du hast mich ja gefragt.«
Ist schon okay, wir wollten ja schließlich deine ehrliche Meinung erfahren.
Nachdenklich zupfe ich an meinem Bart.

Manu, überrasche uns mal mit etwas, das wir nicht von dir erwarten.
»Anfassen. Was Langweiligeres fällt dir nicht ein?«
Sie bleckt ihre Zähne.
»Wie gefällt dir kratzen, beißen, treten?«
Sie schleudert ein Bein nach vorn, als wollte sie mir in die Kronjuwelen treten.
Danke, Manu, für deine kreative Antwort. Vielleicht sollte ich dich etwas fühlen lassen. Krokodilsklemmen auf deinen Nippeln, das wäre doch passend für dich.
»Fick dich!«
Manu, du wiederholst dich.

Daniela, was faßt du gerne an?
»Wenn du mich so fragst ...« Sie lächelt mich an. »Einen schönen, großen und steifen Schwanz.«
Das war überdeutlich.

Ingemarie, auch deine Meinung ist ...
»Spar dir dein Gesäusel. Das einzige, das ich je bei dir anfassen werde, ist deine Brieftasche.«
Ich werfe ihr ein Küßchen zu. Sie bläst es beiseite.

Da wende ich mich lieber wieder Ihnen zu und fordere Sie auf zu weiteren Notizen.

Was würden Sie an sich ändern, damit Ihre Sklavin Sie besser »begreifen« kann?

Zwei Wahrnehmungskanäle bleiben uns noch: *riechen* und *schmecken*.
Wir kennen alle den Satz: Den oder die kann ich aber überhaupt nicht riechen.
Das galt besonders, bevor wir uns mit allen nur erdenklichen Duftkombinationen bestrichen und besprühten. Manche unken ja, daß erst dadurch eine solch katastrophale Fehlsteuerung bei der Paarsuche auftrat. Denn niemand konnte sich an dem Duft orientieren, den fortan der begehrte Körper wirklich verströmte.
Inwieweit jener unverfälschte Duft gerade das Verhalten der Frauen steuert, legte ein Versuch an der State University of New York offen. Wie von Magneten angezogen, setzten sich Frauen im Versuchslabor just auf eben den Stuhl, auf dem zuvor ein (deofreier) Mann gesessen hatte, dessen Genkomplexe bei einer Befruchtung zu einem optimalen Immunsystem des Nachwuchses geführt hätten.
Nun wird es vermutlich eher selten vorkommen, daß man mit der Absicht auf die Jagd geht, sich sogleich vervielfältigen zu wollen. Nichtsdestotrotz: Übertreiben Sie es nicht – wie ich es einst tat.
Unser erstes Treffen fand in Corinnas Wohnung statt. Sie war Malerin und sehr selbstbewußt. Schnell fanden wir – bei Tee und Gebäck – heraus, was wem am besten gefällt. Wir vergeudeten keine Zeit mit überflüssigen Diskussionen. Corinna be-

saß gut sortiertes Spielzeug. Auch wenn es auf beiden Seiten kaum Herzklopfen gab: Jeder kam auf seine Kosten.
Beim Abschied sagte Corinna zur mir: »Ich freue mich, wenn du wiederkommst. Aber du mußt vorher wirklich nicht in *Cool Water* baden.«
Ich beherzigte den Rat einer Frau, deren Hintern ich gestriemt hatte, und beschränke mich seither auf ein Mindestmaß an externen Duftstoffen.
Die Tatsache, daß über animalische Duftbotschaften Paarungsauswahl stattfindet, sollte Sie aber nicht verleiten, ins Gegenteil zu verduften.
Die oft zitierte Geruchsmischung aus Leder, Schweiß und Pferdestall mag zwar die eine oder andere Dame anziehen wie die Scheiße die Fliegen. Als festen Baustein einer Strategie, um meine Sklavin zu finden, würde ich ihn allerdings nicht verwenden.
Gleichwohl: Ein jeder, wie es ihm gefällt.
Wenn Sie eine Frau finden, die gerne mit einer Peitsche durch den Schweinestall getrieben und halb im Trog hängend bestiegen werden will – tun Sie es mit Begeisterung und Vergnügen.
Allerdings nur dann, wenn Sie dabei authentisch sind.

Durchforsten Sie Ihr Geruchsarsenal, und greifen Sie dann zum Stift.

Wonach will ich riechen, um anzulocken?

Ist die Frau an Ihrer Seite attraktiv und schön, so werden Ihre Freunde Ihnen bestimmt einen *guten Geschmack* attestieren.

Wenn Ihnen etwas grundsätzlich nicht gefällt, dann *schmeckt Ihnen die ganze Richtung nicht.*

Die Umgangssprache verortet den Geschmack etwas großzügig – eigentlich schmecken wir nur mit bzw. auf unserer Zunge. Und wir sollen unsere Sklavin ja schmecken.

Nun mag die eine oder andere Zungenübung, das Belecken oder Ablecken von bestimmten Körperteilen des Doms, ein sinnvoller Bestandteil eines Erziehungsprogramms sein. Doch um es drastisch zu sagen: In meinem an Abenteuern nicht armen Leben habe ich noch keine Frau kennengelernt, die gerne den Fußboden einer Fischauktionshalle abgeleckt hätte. Vergleichbares gilt für Schweiß- oder Käsemauken sowie den Geschmack von Flüssigkeiten, die Mann zu schlucken offeriert. (Ob man zuerst Spargel ißt und anschließend den Durst der Sklavin löscht, ist fürwahr eine Frage des Geschmacks.)

Natürlich weiß ich, daß sich über Geschmack trefflich streiten läßt. Doch bleibe ich meiner Linie treu, in der *Stil* einer der zentralen Begriffe ist.

Wie der Geschmack einer Sklavin auch auf ganz andere Art genährt werden kann, kennen wir alle aus dem Film *91/2Wochen*. Da war Phantasie im Spiel, als er sie fütterte. Und raffinierte, geschmackvolle Phantasie bindet eine Sklavin weitaus stärker als – mit Verlaub – stinkende Pisse.

Sollte ich damit gänzlich falsch liegen, lassen Sie es mich wissen: gregorsakow@aol.com

Egal, wie Sie das sehen, machen Sie sich Ihre Notizen.

Was will ich eine Sklavin schmecken lassen, damit sie mir verfällt?

Soweit die systematische Vorbereitung, was unsere fünf Sinne betrifft.

Aber gibt es nicht auch noch den *6. Sinn* – verstanden als übersinnliche Wahrnehmung?
Neben der gängigen Auffassung von SM = Sadomasochismus gefällt mir – die von Pat Califia stammende Interpretation – SM = Sinnliche Magie sehr gut.
Gerne gehe ich auch noch einen Schritt weiter und betrete die geheimnisvolle Welt der Sinnlichen Mystik.
Nicht als Taktik, weil ich weiß, daß Magie und Mystik bei vielen Frauen gut ankommt. Sondern weil das ein Bereich ist, in dem ich zuhause bin. Dort kann ich meine stärkste Seite ins rechte Licht rücken: Die wortgewandte Phantasie und die Lust zu opulenten Inszenierungen.
Sicherlich, eine Sklavin bleibt bei keinem Dom, der letztendlich nur ein Wortkünstler ist. Sie will seine Stärke spüren, die für sie auch Schutz bedeutet. Sie will Konsequenz, die auch schon mal die Grenze zur Gnadenlosigkeit überschreiten darf. Sie will Schmerz empfangen und dafür Tränen schenken. Sie will dankbar sein: dafür, daß sie leiden darf.
Aber will sie nicht auch – zumindest manchmal oder ein bißchen – verzaubert werden?
Schlägt Zauber nicht viel mehr in Bann als ein blutig gepeitschter Arsch? Womit kann man schöner Kreuze auf die Brüste zeichnen als mit dem Wachs geweihter Kerzen? Zudem: Was ließe sich nicht alles auspendeln?

Ich finde, diese Fragen sind es auf jeden Fall wert, gestellt zu werden. Wenn Sie das anders sehen, machen Sie durch die nächste Freifläche einfach einen Strich.

Womit kann ich eine Sklavin verzaubern?

So, nun ist es Zeit, einen Moment innezuhalten. Ich habe Sie mitgenommen auf eine Reise durch Ihre Vergangenheit, durch Ihren Geist und Ihren Körper.
Blättern Sie das, was Sie bisher gelesen haben, noch einmal durch. Verweilen Sie bei dem einen oder anderen Satz, den Sie geschrieben haben.
Merken Sie, wie das Buch mit jeder Seite immer mehr zu *Ihrem* Buch wird?
Ich hoffe, Sie haben etwas Neues entdeckt – und Gedanken in Sätze gegossen, die Ihnen vielleicht schon lange durchs Hirn geisterten.
Hinter all dem steckt die Überlegung: Je mehr ich über mich selbst weiß, desto besser kann ich mich in einen anderen Menschen hineinversetzen. Und nur derjenige, der weiß, wie der Tiger denkt, wird ihn fangen und zähmen.

Jetzt haben wir uns aber mehr verdient als einen weiteren Drink. Eine kleine Massage halte ich durchaus für angemessen.
Suchen Sie sich eine der Damen aus. Sie haben die freie Wahl. Rufen Sie die Erwählte zu sich und geben Sie Order, was zu tun ist.
Bestimmt sind Sie neugierig, wen ich zu mir herwinke. Was vermuten Sie? Das, was ich Ihnen über mich erzählt habe, läßt einen ersten Schluß zu.
Schreiben Sie Ihre Vermutung auf.

Sakow wählt:

Ob ich bei meiner Auserwählten erfolgreich bin? Man wird sehen.
Genießen Sie nun erst einmal Ihre Massage.

5 Vorbereitung zur Jagd

So, gut massiert und entspannt können wir uns nun auf den weiteren Weg machen.
Bevor wir uns die verschiedenen Orte anschauen, an denen wir dem Wild begegnen, ist ein wenig Theorie unverzichtbar. Ich weiß, das begeistert Sie nicht. Trotzdem: Es ist unerläßlich. Da müssen Sie durch. Sehen Sie es einfach als Teil einer harten Grundausbildung beim Dom-Elite-Corps.

Wir alle besitzen unsere Vorurteile. Das ist nichts Schlimmes, sondern sie sichern uns das Überleben – denn sie filtern unsere Wahrnehmung. Gelänge alles, was wir wahrnehmen, ins Gehirn, würden wir sehr schnell durchdrehen.
Stellen Sie sich vor, Sie schlendern über eine einsame Uferpromenade. In der Ferne taucht eine Person auf. Sie kommt näher und läuft an Ihnen vorüber. Welcher Auswahlmechanismus – welches *Vor*urteil – läuft bei Ihnen ab?
Als allererstes stellen Sie fest, ob es sich um eine Frau oder einen Mann handelt. Erst dann scannen Sie die Person nach all den Merkmalen, die jemanden für Sie sympathisch macht oder unsympathisch. Wir als Männer bündeln unsere Wahrnehmung auf Frauen und hoffen, daß die Frauen die ihre auf Männer ausrichten.
Wissenschaftlichen Untersuchungen nach soll eine Frau binnen der ersten zehn Sekunden einer Begegnung für sich entscheiden, ob sie mit dem betreffenden Mann Sex haben will oder nicht. (Romantisch veranlagte Menschen nennen das: Liebe auf den ersten Blick.)
Wenn dem wirklich so wäre, sähe es traurig aus in dieser Welt. Nichts könnte sich Schritt für Schritt entwickeln. Wir könnten die Frauen nicht listig umgarnen und verlockende Netze auswerfen. Es gäbe keine Brüche, Umschwünge oder gar Quantensprünge in der Beziehung zwischen einem Mann und einer Frau.
Die gegenteilige These wurde in einem deutschen Schlager besungen: Tausendmal berührt, tausendmal ist nichts passiert. Und dann hat's Zoom gemacht.

Wie schön, es besteht also Hoffnung.
Ich will weder für die Erkenntnisse der Wissenschaft noch für die des deutschen Schlagers einseitig Partei ergreifen. Statt dessen will ich Ihnen einen weiteren Leitsatz präsentieren, der für uns viel mehr Erkenntnis bereithält.

Es gibt immer nur eine Chance,
einen ersten Eindruck zu hinterlassen.

Dies gilt für alle Lebenssituationen – und besonders für unsere Begegnung mit dem Wild. Und wir wollen nicht nur einen ersten Eindruck hinterlassen; wir wollen einen bleibenden, positiven Eindruck hinterlassen. Mit dem wir tatsächlich beeindrucken. Mit dem wir allem, was folgt, unverwechselbar unseren Stempel aufdrücken. Nichts ist schwieriger, als einen verpatzten ersten Auftritt unvergessen zu machen. Die Vorurteile haben uns gnadenlos in Schubladen gesteckt, aus denen es kaum ein Entrinnen gibt.
Für mich ist Knoblauch ein unverzichtbarer Bestandteil von vielen Mahlzeiten, die mir schmecken. Diese Vorliebe wird (leider) nicht von allen Frauen geteilt. Also werde ich einen Teufel tun, vor einem ersten Treffen Zaziki, Pizza oder Chili con Carne zu verspeisen. Der Wahrnehmungskanal *riechen* wäre so einseitig geprägt, daß ich ein unkalkulierbares – und unnötiges – Risiko einginge. Klar, das ist ein sehr drastisches Beispiel; aber es bringt die Sache auf den Punkt.
Dieser erste Eindruck – egal auf welchem Wahrnehmungskanal – gilt für jede Situation. Sei es eine Begegnung auf einer Party, ein erstes Treffen im Park, ein Antwortbrief auf eine Anzeige, eine Telefonat und ein Auftritt im Chat.
Ich höre schon die Haarspalter: Im Chat oder am Telefon kann eine Frau mich nicht riechen.
Das ist zwar richtig. Dafür kann die Dame Sie aber *lesen* und *hören*. Und überhaupt: Sie sollen keine Ausflüchte suchen, sondern bestmöglich vorbereitet sein. Wir werden alles noch im Detail analysieren und mit Erlebtem untermauern.

Wissen Sie, was ein Fraktal ist? Vielleicht haben Sie auf T-Shirts oder in Werbeanzeigen schon einmal das Apfelmänn-

chen gesehen. Es besitzt eine wunderschöne, ästhetische Struktur bis ins allerkleinste Detail. Und das faszinierendste am Apfelmännchen und allen anderen Fraktalen ist die Tatsache, daß es aus unzähligen, verkleinerten Kopien seiner selbst besteht. Es ist sich in allem *selbstähnlich*.
Diese Erkenntnis stammt aus der Mathematik. Sie läßt sich aber ohne weiteres auf nahezu alles im Leben übertragen. Und wir können sie uns prima zunutze machen und wieder mehr über uns erfahren.
Ich behaupte: In allem und jedem, was wir tun, selbst im winzigsten Detail, offenbart sich unsere Persönlichkeit. Wenn man genau hinschaut. Und eben das macht eine Frau.
Frauen haben in vielem eine weitaus differenziertere Wahrnehmung als wir Männer. Das mag uns ärgern und an unserem männlichen Ego nagen. Es ändert aber nichts an der Tatsache.
Von der ersten Sekunde an, in der wir unserem Wild begegnen, zeigen wir, wer wir sind. Man mag sich verstellen oder tarnen. Doch selbst die beste Tarnung fliegt irgendwann auf. Und dann steht Mann – wie es in meiner Heimat heißt – mittem nackten Arsch auffe Wiese.
Fassen wir das Gesagte in einem Leitsatz zusammen:

Mit allem, was man macht,
gibt man seine Visitenkarte ab.

Alles spiegelt Ihre Persönlichkeit: Ihr Name im Chat. Das Briefpapier, wenn Sie auf eine Kontaktanzeige antworten. Der Ort, den Sie auswählen für das erste Treffen. Der erste Satz, mit dem Sie auf einer Party eine Frau ansprechen.
Auch wenn Sie bestens vorbereitet sind, wenn Sie durch und durch Sie selbst sind – echt und unverfälscht –, eine Erfolgsgarantie halten Sie auf keinen Fall in Händen.
Denn Ihr Auftritt als Jäger ist nur der Köder (Sie erinnern sich?), der einer Beute schmecken muß.
Genug der grauen Theorie. Zurück ins pralle Leben.

Schauen Sie sich wieder unsere vier Mädels an. Welches wollen Sie am liebsten dominieren?

Überlegen Sie nun, wo und wie Sie der Erwählten zum ersten Mal begegnen möchten. Wählen Sie das Erscheinungsbild aus, bei dem Ihre authentische Persönlichkeit in bestem Licht erscheint. Und übergeben Sie Ihre erste Visitenkarte.
Bringen Sie Ihre Gedanken zu Papier. Beschränken Sie sich nicht auf ein paar Stichworte. Auch wenn das Mühe und Schweiß kostet: Gehen Sie mutig ins Detail.
Die vielen Möglichkeiten, dem Wild zu begegnen, werden wir im nächsten Kapital noch ausführlich unter die Lupe nehmen.

Meine Visitenkarte für .... ist:

So – Sie haben erst einmal Ihr Bestes gegeben. Lassen wir wieder unsere vier Frauen zu Wort kommen.
Ladys, erzählt uns von einer ersten Begegnung, die bei euch einen bleibenden Eindruck hinterlassen hat. Manuela, du darfst dich natürlich auch daran beteiligen.

Doch zunächst zu dir, Ingemarie. Bitte, wir hören dir zu.
Sie schüttelt ihr haselnußbraunes Haar auf und nimmt eine Champagnerschale aus dem Glasregal. Sie füllt die Schale mit Champagner, prostet mir dezent zu und nimmt einen Schluck.

»Vor einigen Jahren, während eines Urlaubs auf Kreta, saß ich abends an der Hotelbar und nuckelte an einem Drink. Ein Herr, so um die Fünfzig, gesellte sich zu mir. Er besaß ein gepflegtes Äußeres und verstand hervorragend, zu plaudern. Kurt, so hieß er, war keineswegs aufdringlich. Seine Blicke streichelten meine Haut, zogen mich aber nicht aus. Seine Komplimente formulierte er vortrefflich. Seine Worte kitzelten meine Ohren. Und er bestellte sich einen Wodka-Lemon, während ich mit meinem leeren Glas spielte.«
Ingemarie nippt an dem Champagner und verteilt mit der Zungenspitze einen Tropfen auf ihrer Oberlippe.
»Es gefiel mir sehr, wie Kurt von der Insel schwärmte und schmeichelnde Vergleiche zu meinem Körper zog. Ich glaube, er war Schriftsteller.«
Ingemarie zieht kurz ihr Näschen kraus.
»Zumindest hielt er sich dafür.«
Sie atmet tief ein und hebt ihre Brüste.
»Mit druckreifen Sätzen beschrieb er mir das Labyrinth des Minotaurus, sprach über Höhlen und Spalten. Und er bestellte sich beim Barkeeper seinen zweiten Wodka-Lemon. Stundenlang hätte ich Kurt zuhören können, aber nicht, wenn vor mir ein leeres Glas steht.«
Sie spitzt ihre Lippen.
»Zu gerne hätte ich seinen Worten weiter gelauscht und wäre ihm damals vielleicht sogar ins Labyrinth gefolgt. Doch ich bin nur wortlos aufgestanden und gegangen.«
Sie schenkt mir das frechste und zugleich verführerischste Grinsen, zu dem sie fähig ist.
»Alles klar?«
Natürlich Mylady. Ihre kleine Geschichte läßt keine Frage offen.
Sack und Asche – der Punkt geht voll an Ingemarie.

Ein wenig unruhig rutscht Daniela in ihrem Sessel hin und her, die Absätze ihrer Pumps in den Teppichboden der Bar drückend.
»Es war vor etwa zwei Jahren. Ich war die verantwortliche Beamtin für den Bau unserer neuen Schwimmhalle. Einmal in der Woche fuhr ich hinaus zur Baustelle, um mich über den

Stand der Arbeiten zu informieren. Dort traf ich mich immer mit dem verantwortlichen Bauleiter der Hochbaufirma, die das Projekt ausführte. An jenem Mittwoch war er krank, und die Firma hatte seinen Vertreter geschickt – Herrn Kollek. Wir begegneten uns in der Baubaracke. Ein Mann wie ein Bär und doch leichtfüßig wie ein Gepard. Seine Hände glitten über die Baupläne, als streichelten sie den Körper einer Frau. In seinem wettergebräunten Gesicht blitzte immer wieder jungenhafter Schalk auf. Und Kollek war ziemlich vernascht. Auf seinem Schreibtisch lagen etliche Süßigkeiten. Er riß eine Tüte M & M's auf und bot mir welche an. Eigentlich stehe ich nicht auf Süßkram, aber ich griff mir ein Schokobon. Kaum hatte ich es im Mund, spielte meine Zunge mit der harten Schale. Ich zerbiß es, und der Geschmack von Schokolade und Erdnuß machte sich in meinem Mund breit.«

Leicht beschämt schaut Daniela zu Boden.

»Ich konnte mich nicht dagegen wehren. Ich hatte nur noch eine Frage im Kopf: Wie schmeckt Kolleks Schwanz? Ich werde heute noch rot, wenn ich daran denke. Aber es kam noch schlimmer. Wir machten die obligate Baustellenbegehung. Ich stolzierte in meinen Pumps und im dunkelblauen Kostüm durch das Schwimmbad. Die Sonne stand tief, strahlte durch die Scheiben der Schwimmhalle. Es war ein faszinierender Anblick, wie das Licht von den blauen Kacheln des großen Schwimmbeckens reflektiert wurde. Ich sehnte mich nach Meer und Strand.

›Sieht gut aus, nicht wahr?‹ fragte Kollek, der mich unablässig beobachtete. Ich bejahte. Dann folgte ich ihm hinunter in den Keller zu den neuinstallierten Umwälzpumpen. Auf einmal übte der Anblick der Stahlträger, der großen Schrauben und Nieten eine eigenartige Faszination auf mich aus.

Kolleks Ausführungen über die Daten der Pumpen und Filter nahm ich nur noch am Rande wahr. Irgendwann bot er mir eine Zigarette an. Er rauchte Menthol-Zigaretten. Ich nahm eine, obgleich ich schon lange aufgehört hatte zu rauchen. Mit jedem Zug, den ich tat, vertrieb das Menthol mehr und mehr den Erdnußgeschmack, bis es schließlich vollständig meinen Mund ausfüllte. Es war wie ein Déjà-vu. Der ganze Maschinenraum begann, sich zu drehen. Ich wollte nur noch raus und wieder nach oben.«

Daniela lehnt sich weit im Sessel zurück. Sie sieht ein bißchen traurig aus.
»Eigentlich wollte ich nicht weg. Ich wollte etwas ganz anderes ...«
Magst du es uns erzählen?
Daniela überlegt einen Moment; dann schüttelt sie den Kopf.
»Jetzt noch nicht. Vielleicht später.«
Einverstanden. Gras wächst nicht schneller, wenn man dran zieht.
Gleichwohl noch eine Bemerkung. Das ist schon eine beachtliche Bandbreite: Baccara-Rosen und Mahagonitisch auf der einen Seite, und Stahlträger auf der anderen.
»Sicher.« Ein winziges Achselzucken. »Es ist halt beides da.«

»Arrogante Architektenschlampe, du langweilst mich,« tönt es vom Kreuz. »Laber mir mit deinem Mindfuck keine Fransen an die Fotze.«
Mit der rechten Hand fahre ich von hinten in Manuelas rotes Haar. Ich ziehe ihr den Kopf in den Nacken und stoße ihr den Daumen unters Kinn.
Manu, du kannst uns gerne etwas Spannenderes präsentieren. Falls es derlei in deinem kleinen, beschissenen Leben überhaupt gibt.
»Das könnte euch Flachwichsern so passen. Manu spuckt 'ne heiße Story aus, damit ihr euch einen runterholt. Nee, Leute, so läuft das hier nicht.«
Welch schöne Ausrede für eine, die nichts zu bieten hat. Vermutlich hast du dir die Ringe selbst verpaßt.
Ich ziehe mir einen Lederhandschuh an und hole einen Stengel Brennesseln. Halte ihn Manu unter die Nase.
Na, immer noch 'ne große Fresse?
Mit den Blättern streiche ich über Manus Nippel.
»Da piß ich doch drauf.«
Du bringst mich auf eine gute Idee.
Ich stecke den Stengel durch zwei der Ringe in Manus Schamlippen und ziehe ihn zur Hälfte rein. Jede Frau freut sich bekanntlich über Blumen.
»Mehr hast du nicht drauf?«
Was wäre denn *mehr*?

»Mein erster Dom, der hat's voll gebracht.«
Wir sind begierig, von ihm zu lernen.
»Der brauchte mir nur ins Ohr zu flüstern ›du versaute, ewiggeile Hexenfotze‹, und ich bin vor ihm gekrochen.«
Auch wenn Manu es uns partout nicht zeigen will, sie kann es nicht verhindern: Ihr Spalt wird feuerrot, ihr Becken zuckt.
»Einmal war er mit mir in einer Schmiede. Allein schon der Geruch des Feuers ...«
Sprich weiter.
»Kriegst du sonst keinen mehr hoch?«
Manu bleckt wütend ihre Zähne.
»Steck deinen Schwanz in einen Toaster.«
Manu, es war wie immer ein Vergnügen, mit dir zu plaudern. Auch wenn du meine Frage nicht beantwortet hast.
»Eine Dreck tu ich für dich.«
Übrigens, du darfst wirklich auf die Brennesseln pissen, falls es zu stark brennt.
»Ich piß auf deine Bücher!«
Dafür bekommt sie von mir mit der Reitpeitsche ein paar auf die Schenkel.

Nora, was hat auf dich bei einer ersten Begegnung einen bleibenden Eindruck gemacht?
Sie streicht mit ihren Fingerspitzen über den blutroten Flor des Teppichs, auf dem sie kniet.
»Er hat mich bei Kerzenlicht zu einem mannshohen Spiegel geführt und mir das Nachthemd abgestreift. Ich solle mich im Spiegel betrachten, flüsterte er in mein Ohr. Dabei berührte seine Zungenspitze mein Ohrläppchen. ›Schau dich an. Sieh, wie schön du bist. Wie lieblich deine Brüste. Wie verlockend dein Schoß.‹ Dann hat er mir befohlen, mich zu berühren. Er wollte sehen, wie meine Rosenknospen erblühen. Dann liebkoste er mein Vlies und zog eine schwarze Kordel durch meine – wie er sie nannte – Engelsflügelchen.«
Gleich beim ersten Mal?
»Ja.«
Wo traft ihr euch?
»In jenem Raum zwischen Wachheit und Schlaf, den ich so liebe.«

Nora schließt die Augen und senkt ihren Kopf.
Leise sage ich zu ihr, sie dürfe nun dorthin zurückkehren.

Sie allerdings dürfen sich nicht zurückziehen. Auf Sie kommt wieder Arbeit zu.
Das, was unsere vier eben berichtet haben, sollte ja nicht nur zu Ihrer Erbauung dienen. Ich hoffe, Sie haben gut zugehört. Erinnern Sie sich noch, wie wir unsere Sinne geschärft haben? Lesen Sie sich jetzt noch einmal durch, was die Frauen im Einzelnen gesagt haben. Dann versuchen Sie herauszufinden, auf welchen Wahrnehmungskanälen sie jeweils besonders ansprechbar sind.

Ingemarie:

Daniela:

Manuela:

Nora:

Meine Lösung lautet:
- Ingemarie: hören
- Daniela: sehen, schmecken
- Manuela: hören, riechen
- Nora: sehen, fühlen

Kommen Sie zu dem gleichen Ergebnis?
Prima, dann haben Sie bisher gut gearbeitet.

Ganz bewußt habe ich gerade *gearbeitet* geschrieben. Denn ich muß es immer wieder betonen: Die Suche nach Ihrer Sklavin – nach eben jener Frau, die Sie glücklich macht und die Sie glücklich machen sollen – ist harte Arbeit. Aber es ist eine Arbeit, die sich lohnt.

Und wer hart arbeitet, der hat sich auch eine Belohnung verdient.
Ingemarie, fülle bitte wieder unsere Gläser. Ein kleiner Snack – vielleicht Lachshäppchen oder Roastbeef – könnte auch nicht schaden. Sollten unsere Mädels ebenfalls Durst und Hunger haben, dann serviere bitte auch dort.
Während Ingemarie Speis und Trank kredenzt, schleiche ich mich hinter die Bar.
Ich fülle ihren Kelch mit Champagner und zaubere eine rote Orchidee herbei. (In einem Buch läßt sich derlei sehr viel einfacher bewerkstelligen als im echten Leben.)
Als Ingemarie zur Bar zurückkommt, reiche ich ihr den Kelch und die Orchidee.
»Zur Farbe deines Kleides die passende Blume. Als Schmuck für deine Lippen die glitzernden Perlen des Champagners.«
Sie ergreift den Kelch und betrachtet die Orchidee.
Ingemarie versucht, nicht zu lächeln; was ihr aber mißlingt.
»Sakow, schleim hier nicht rum. Mach dich lieber an die Arbeit. Der Leser hat viel Geld bezahlt für dein Buch und erwartet eine Gegenleistung. Kein Gesülze.«
Ich fahre mir mit der Zunge flugs über die Lippen und schüttele leicht den Kopf.
»Schönste aller Barprinzessinnen, warum fallen mir immer gleich tausend Schweinereien ein, wenn ich dich sehe?«
Sie schenkt mir den Glanz ihrer perlweißen Zähne.
»Ist doch klar. Weil du nichts als Schweinereien im Kopf hast. Und jetzt setz dich wieder an deine Tastatur und *arbeite* gefälligst weiter.«
Heiliger Sebastian – Schutzpatron der SMer –, was ließe sich mit dieser Frau alles anstellen ...

6 Begegnung mit dem Wild

Sprechen wir zuerst über Verantwortung – ein Thema, das uns zusehends mehr beschäftigen wird.
Aus der Chaostheorie kennen wir das schöne Beispiel: In Rom flattert ein Schmetterling über die Fontana di Trevi, und in China brechen die Dämme des Drei-Schluchten-Staudamms.
Daß dieses Beispiel die Wissenschaftler mehr fasziniert als die Menschen, die vor dem Staudamm leben, bedarf wohl kaum einer Erläuterung. Und ob dies je wirklich geschieht, weiß keiner so genau. Aber eines können wir nicht ausschließen: Es könnte irgendwann geschehen. (Rein theoretisch!)
Verstehen Sie mich nicht falsch: Ich will nicht, daß Sie mit Ihrer Peitsche am Trevi-Brunnen herumwedeln, damit im Reich der Mitte Ihre Sklavin auf die Knie sinkt. (Was hätten Sie auch davon?)
Statt dessen schreibe ich Ihnen lieber den nächsten Leitsatz auf, der unser Chaos auf ein überschaubares Areal beschränkt.

> Sobald Sie einen Raum betreten,
> sind Sie für alles mitverantwortlich, was darin geschieht.

Ich kann mir richtig vorstellen, wie Sie sich gegen diesen Satz sträuben; nach Dutzenden von Beispielen suchen, um diese Erkenntnis zu widerlegen. Lassen Sie es.
Gehen Sie diesen Satz lieber noch einmal Wort für Wort durch. Lassen Sie sich jede einzelne Silbe auf der Zunge zergehen wie ein allerfeinstes Praliné: Sobald Sie einen Raum betreten, sind Sie für alles mitverantwortlich, was darin geschieht.
Und vergegenwärtigen Sie sich: Wenn Sie in einem Raum nichts tun, dann tun Sie trotzdem eine ganze Menge. Beispielsweise schließen Sie sich von der Kommunikation aus. Dies könnte so verstanden werden: Der hält sich für was Besseres und will mit uns anderen nichts zu tun haben. Oder: Das ist ein alter Spanner, der sich nur aufgeilen will. Oder: Vielleicht fängt der an zu stottern, sobald er seinen Mund aufmacht.

Gehen Sie zu unseren vier Frauen. Stellen Sie sich schweigend vor sie hin und fragen Sie sich, wie jeweils ihre Reaktionen ausfallen dürften.

Wenn ich schweige, reagiert

Daniela:

Manuela:

Nora:

Ingemarie:

Jetzt wiederholen Sie das Experiment, nehmen aber eine Peitsche oder eine andere Requisite Ihrer Wahl mit und sprechen damit jede einzeln an.

Wenn ich mit einem meiner Spielzeuge locke, reagiert

Daniela:

Manuela:

Nora:

Ingemarie:

Wenn Sie wollen, können Sie unser kleines Gedankenspiel in vielfachen Variationen wiederholen. Spielen Sie verschiedene

Möglichkeiten Ihres Verhaltens durch und beobachten Sie (vor Ihrem geistigen Auge) die Auswirkungen.
Bedenken Sie dabei auch, welche Wirkung Sie z. B. bei Daniela und Nora erzielen, wenn Sie sich zu intensiv nur mit Manu beschäftigen. Von Ingemarie ganz zu schweigen.
Überprüfen Sie den Wahrheitsgehalt unseres Leitsatzes auch fernab Ihrer Jagd nach einer Sklavin. Sie werden überrascht sein, was Ihnen alles auffällt.
Allerdings: Denken Sie auch an das Beispiel des Tausendfüßlers, der sich zu intensiv damit beschäftigt hatte, wie er optimal laufen könnte. Der Ärmste stolperte schließlich nur noch über seine Füße und kam zu Fall.
Ihr Ziel muß sein, all das, was Sie für sich aus diesem Buch saugen, mehr oder weniger halbbewußt im Hinterkopf zu behalten, ohne daß es Ihre Spontanität und Handlungsfähigkeit gefährdet. Ich weiß, das ist nicht einfach. Aber die Mühe lohnt. Denn Sie haben ein großes Ziel vor Augen: Sie wollen *Ihre* Sklavin finden.
Begeben wir uns also in die Reviere und zu den Tränken. Dorthin, wo unser Wild äst, grast und sich labt.

6.1 Chat

Der Chat ist das ideale Fitneß-Studio auf dem Weg zum Meister-Dom. Hier können Sie Ihre sprachlichen Fähigkeiten trainieren. Lassen Sie die verschiedenen Facetten Ihrer Dominanz in Sätze münden. Üben Sie, zwischen den Zeilen zu lesen. Fischen Sie aus einer Antwort das entscheidende Schlüsselwort heraus, mit dem Sie die Tür zum Kerker öffnen.
Das Schöne am Chat ist, daß Ihnen Patzer nicht direkt zum Nachteil gereichen. Im schlimmsten Fall bekommen Sie via Monitor eins übergebraten. Macht nichts. Dann klicken Sie halt auf ENDE – und sind weg. Auch daraus kann Mann lernen. Fürs nächste Mal.
Eines nur sollten Sie im Chat niemals machen: Faken.
Auf die Ebene jener kleinen Wichser, die sich in falscher Maske vor der Tastatur einen runterholen, sollten Sie nicht hinabsteigen. Das ist weit unter Ihrem Niveau.

Außerdem: Fühlten Sie sich nicht auch verarscht, wenn Sie in Ihrem privaten Raum eine süße, kleine Sklavin eine Stunde lang nach allen Regeln der Kunst durchgecybert hätten, und plötzlich fiele Ihnen auf – wodurch auch immer –, daß Sie auf irgendeinen Scheißkerl hereingefallen sind?
Also: Lassen Sie es bitte bleiben.

Die erste Visitenkarte, die Sie im Chat abgeben, ist Ihr Name bzw. Nick. Damit hinterlassen Sie den ersten Eindruck.
Mir sträuben sich immer die Resthaare, wenn ich diese Höhepunkte der Phantasielosigkeit lese: herbert35, elmar69 oder peter21. Warum nicht gleich isar12?
Nicht weniger schlimm sind: sadohengst, extrem-sadist oder ReichundSexy.
Denken Sie stets daran, was wir bisher schon zum Thema *Stil* gesagt haben. Und zum Thema *Köder*. Ihr Name ist der Köder, nach dem eine Frau im Chat schnappen soll. Er soll ihr nicht nur schmecken, sondern möglichst sogleich rasendes Verlangen nach Ihnen auslösen. Bei den oben genannten wird vermutlich keine *Sie* anbeißen – es sei denn, frau will Sie zum Narren halten. (Was Sie in diesem Fall auch nicht anders verdient hätten.)
Was könnte aber passieren, wenn Sie nachgedacht haben, wenn Sie Ihre ganz spezielle Neigung listig in den Namen eingebaut haben?
Eine Frau, die sich masturbierenderweise immer wieder die DVD *Die Akte Jane* ansieht, wird hellwach, wenn sie den Namen CommanderMasterChief liest. Denn ihr ist sogleich klar, welches Spiel Sie bevorzugen. Und sie wird darauf einsteigen.
Der MalleusMaleficarum wird bei all jenen Frauen Gänsehaut erzeugen, die als Hexe nackt von der Inquisition verhört werden wollen.
Pfauenfeder lockt vermutlich kitzlige oder feinsinnige Frauen, die es lieber sanft lieben als hart. (Allerdings gebe ich zu bedenken, ob im Zeitalter von Vogelgrippe dieser Name noch opportun ist.)
Mein ausgemachter Liebling, mit dem ich gerne chatte, ist OldNick. Er filtert erst einmal all die heraus, die nur mit dummen Sprüchen (... biste 'nen Grufti ... hi, Knatterton ... is ja ein toller Nick ...) aufwarten können. Die Dame aber, die OldNick

dechiffriert, verdient meine volle Aufmerksamkeit. Und kommt bestimmt nicht zu kurz.
(OldNick läßt sich fix googeln.)
Wenn Sie sich etwas besonders Kreatives ausgedacht haben, machen Sie bitte einen Sicherheitsscheck, ob es da nicht noch eine zweite Bedeutung gibt, die Ihnen das Genick brechen könnte.
Einst traf ich auf einen Dom, der sich Anubis nannte und als ägyptischer Gott wie ein aufgeblasener Gockel durch den Chat stolzierte und auf anderen Gästen herumhackte. So etwas reizt mich ungemein. Ich nannte ihn Äffchen. Er war außer sich. Darauf klärte ich die Gäste – Google sei Dank – im Chat auf: Forscher stellten in ihrer Studie an Gelben Babuinen (Papio cynocephalus anubis) fest, daß Weibchen mit ausgeprägten Schwellungen früher geschlechtsreif sind.
Im Chat tobten alle vor Lachen. Das Äffchen verschwand, und eine Frau, die zuvor vom Äffchen übel angemacht worden war, dankte es OldNick auf delikate Weise.
Sie sehen, wieviel Mühe Sie allein schon in die Wahl des Namens stecken sollten, um erfolgreich zu sein.
Üben wir wieder ein bißchen.

Folgender Chat-Name weckt die Aufmerksamkeit von:

Daniela:

Manuela:

Nora:

Ingemarie:

Hören wir uns an, ob Sie in etwa richtig gelegen haben und wie die Damen sich selbst im Chat nennen.

Nora, wie lautet dein Nick?
»Eigentlich mag ich Chatten nicht besonders. Vieles ist mir da zu banal und niveaulos. Aber nachts, wenn ich nicht schlafen kann, mach ich es trotzdem. Dann nenne ich mich KleineKirschblüte.«

Und wem würde KleineKirschblüte sich öffnen?
Nora wird ein wenig rot.
»Einem Jadeschwert.«
Danke, das sind schöne, poetische Bilder.

Zunächst einmal ziehe ich den Brennesselstengel aus den Ringen in Manus Schamlippen.
Na, immer noch 'ne große Fresse riskieren?
Manuela drückt ihren Schoß nach vorne, stellt sich auf die Zehenspitzen und präsentiert ihre feuerrote Fotze.
»Fick mich, wenn du kannst.«
Gelangweilt verzieht sie ihren Mund.
»Jedes Ofenrohr hat mehr Phantasie wie du.«
Als du, Manu. Der Vergleich nach einer Steigerung erfordert zwingend ein *als*.
»Mindfucker.«
Manu, du bist sicher der absolute Höhepunkt eines jeden Chats. Nenn deinen Namen.
»Hurenfake.«
Das sieht dir ähnlich. Zu mehr reicht es nicht bei dir. Jede weitere Frage an dich ist Zeitvergeudung.

Daniela, suchst du Chats auf?
Ein genüßliches Grinsen flutet ihr Gesicht.
»Ja. Am liebsten von meinem Schreibtisch im Büro aus.«
Nicht ganz ungefährlich. Das hinterläßt Spuren auf eurem Server.
»No risk, no fun.«
Also ein Spiel mit der Gefahr.
»Irgendwie schon.«
Und wie heißt du, wenn du dich in Gefahr begibst?
»Das kommt darauf an, wonach mir der Sinn steht. Mal ist es Rosenstolz, mal Büroschlampe.«
Wem folgtest du in einen geschlossenen Raum?
»Einem RoyalFlash oder einem Rattenmann.«
Dani, es ist stets ein Vergnügen, dir zuzuhören.

Ingemarie, stolziert die Champagnerperle auch hin und wieder in einen Chat?

»Sakow, sieh mich genau an.« Sie wuchert voll mit ihren Pfunden. »Sollte ich mich wirklich digitalisieren, statt mich real bewundern zu lassen?«
Ich lasse meine Augen weiden.
Nun, deine Wirklichkeit ist unbestreitbar ein Höchstgenuß.
Gleichwohl, dir als Maria-Magdalena zu begegnen, tief drunten in der Unterwelt ...
»Old Sak, in meiner Unterwelt hat sich schon so mancher verirrt.«
Es käme auf einen Versuch an.

»He, Teufel«, schreit plötzlich Manu. »Du wolltest doch was von mir wissen.«
Ach, jetzt auf einmal. Unsere kleine Fotzensau kann's also nicht ertragen, außen vor zu sein. Wie interessant.
Spuck's aus.
Unbeugsamer Stolz erfüllt Manus Augen.
»Jeanne d'Arc.«
Fehlt es dir dafür nicht etwas an Format?
»Was weißt du schon von Format?«
Wir hören dir wißbegierig zu. Doch nenn uns zuvor seinen Namen.
»Ein Lordrichter soll er sein. Jedes Wort von ihm muß mir Angst machen.«
Dann folgst du ihm in die Folterkammer?
Manu beißt sich auf die Zunge und nickt kaum merklich.
Na bitte, es geht doch. Warum also immer erst so'n Rumgezicke?
»Fuck you.«
Und schon ist sie wieder ganz die Alte.

Sicher ist Ihnen aufgefallen, daß unsere Gefährtinnen sehr viel mehr gemacht haben, als bloß meine Frage zu beantworten. Jede hat etwas über sich erzählt, das für uns nützlich sein kann, so wir sie einfangen wollen.
Wenn wir über einen Menschen etwas erfahren wollen, müssen wir mit ihm in Kontakt treten. Das ist eine Binsenweisheit. Dafür müssen wir uns erst einmal dem oder der anderen vorstellen. Und zwar in einer Art und Weise, in der wir authentisch sind.

Sicher, hin und wieder ist eine kleine List erlaubt – der Kampf der Geschlechter ist und bleibt Krieg. Aber da wir ja über Stil verfügen, sind wir listig wie Odysseus und nicht etwa verschlagen und hinterlistig wie ein falscher Fuffziger.
Aron Bodenheimer hat vor vielen Jahren ein Buch geschrieben mit dem faszinierenden Titel: *Warum? Von der Obszönität des Fragens.* Darin weist er Schritt für Schritt nach, daß wir mit jeder noch so harmlosen Frage in die Welt unseres Gegenübers eindringen. Und ihn unter Druck setzen. Denn auf eine Frage muß man antworten. Das haben wir gelernt; so sind wir erzogen worden.
Unsere Bereitwilligkeit, auf eine Frage zu antworten, steigt mit dem Vertrauen, das wir dem Fragenden gegenüber empfinden. Und Vertrauen schafft man, indem man etwas von sich selbst preisgibt – quasi als Vorschuß. Der ehrlich gemeint sein muß. Denn jeder Bluff oder gar jede Lüge wird irgendwann durchschaut, und dann kann es mit dem Kontakt sehr schnell vorbei sein. Welche Frau läßt sich schon gerne mit einem Mann ein, der mit gezinkten Karten spielt?
Machen Sie sich bitte immer wieder eines klar: Wir bewegen uns mit unseren Leidenschaften in einem Grenzbereich der Sexualität. Das macht ihn ja bekanntlich so interessant. Aber jeder Auftritt und jede Bewegung nahe einer Grenze erfordert besondere Umsicht, möglichst gepaart mit Erfahrung.

Wie sollten Sie nun also eine Frau im Chat ansprechen? Die Antwort ist ganz einfach: Genau so, wie Sie sich präsentieren wollen.
Da reicht die Bandbreite von Hallo, ich bin der Martin über Lieben Sie die dunkle Seite der Macht genauso sehr wie ich? bis zu Na Kleines, wieder 'ne Tracht Prügel fällig?
Egal, mit welchen Worten Sie den ersten Eindruck hinterlassen: Es wird die Frau darauf anspringen, die genau auf diesen Köder wartet.
Ich will nicht ausschließen, daß es auch Leute gibt, die chatten, um einfach nur ein bißchen rumzuklönen. Warum nicht? Wenn's gefällt. Da es hier aber nicht um ein Klön-Buch handelt, lasse ich diesen Bereich außen vor.

Wir sind auf der Jagd. Wir suchen *unsere* Sklavin – eben jene Frau, die zu uns paßt. Die andere Hälfte, die uns fehlt zu unserem Glück.
Bei unserer letzten Übung haben Sie sich Namen ausgedacht, mit denen Sie unsere vier Frauen ködern könnten. Damit haben Sie sich erst einmal in eine andere Person hineinversetzt. Das war eine gute Vorbereitung auf den nächsten Schritt. Denn jetzt sollen Sie den Nick wählen, der Sie am besten präsentiert; und Sie sollen einen aussagekräftigen Einstiegssatz formulieren, mit dem Sie die Frau ansprechen, deren Namen Sie am meisten reizt.

Mein Name im Chat ist:

Am meisten reizt mich der Name:

Ich nehme Kontakt auf mit dem Satz:

Die Intimität, die erforderlich ist, um wirklich miteinander ins Gespräch zu kommen, finden Sie nicht in den öffentlichen Chaträumen, in denen sich alle tummeln. Sie müssen diejenige, auf die Sie es abgesehen haben, schon in einen der privaten Räume einladen.
Auch dabei spiegelt sich Ihre Persönlichkeit wider. Eine Frau wird einem Mann nur dann folgen, wenn er ihre Neugierde geweckt hat. Dafür müssen Sie zuerst noch ein bißchen von sich kundtun.

Ich mache eine Frau neugierig auf mich mit den Worten:

Der entscheidende Schritt besteht nun darin, die Einladung auszusprechen. Vermeiden Sie dabei bitte unnötige Schleifen im Satzbau.
Schreiben Sie also nicht: Ich möchte dich einladen, mir in meinen Raum zu folgen.
Sondern: Ich lade dich ein in meinen Raum.
Je klarer Sie formulieren, desto besser werden Sie verstanden.
Und je besser eine Frau Sie versteht, desto schneller schaffen Sie Klarheit, ob es mit Ihnen beiden funktioniert. Denn Sie haben keine Zeit zu verschenken.
Wie gefallen Ihnen folgende Einladungen?

Jadeschwert [zu KleineKirschblüte]: Ich erwarte dich in der Pagode des Goldenen Drachen.

RoyalFlash [zu Rosenstolz]: Deine Dornen schrecken mich nicht. Deine Knospen sollen blühen unter meinen Blitzen.

Rattenmann [zu Büroschlampe]: Schmeiß deinen Slip in den Schredder und komm runter in den Heizungskeller.

Lordrichter [zu Jeanne-dArc]: Glühendes Eisen liegt bereit. Meine Knechte werden dich im Kerker auf die Streckbank binden.

OldNick [zu Maria-Magdalena]: Folge mir in die Finsternis, und ich führe dich zum Licht.

Meine Vorschläge sagen Ihnen nicht zu? Sie fänden andere Worte passender? Prima! Das ist gut so.
Sie sollen ja nicht nachbeten, was ich hier aufschreibe. Sie sollen Ihre eigene Meinung vertreten und begründen.
Wenn Ihnen bessere Formulierungen einfallen, dann schreiben Sie diese unter meine. Dafür habe ich extra eine freie Zeile Platz gelassen.

So, zurück zu Ihrem Auftritt im Chat. Sie haben sich mit Ihrem Namen bei den Anwesenden bekanntgemacht und Ihre Beute ins Visier genommen. Sprechen Sie Ihre Einladung aus.

Meine Einladung in einen privaten Raum lautet:

Prima. Sie sind drin. Zumindest erst einmal mit der Dame in Ihrem Raum.
Jetzt ist wieder Ihre Phantasie gefragt. Erinnern Sie sich an das, was wir über die Sinne gesagt haben. Sprechen Sie möglichst viele davon an. Schaffen Sie Atmosphäre.
Lassen Sie Ketten klirren, Feuer knistern und den Rohrstock durch die Luft sirren. Beschreiben Sie, was Ihre Sklavin sehen soll. Legen Sie die Frau auf ein rotes Seidentuch, oder stecken Sie ihre Füße in einen Pranger aus dunklem Buchenholz. Der Zimtduft der Räucherstäbchen muß ihre Nase kitzeln, oder vom Gestank des Abwasserkanals muß ihr fast übel werden. Sie muß das kalte Leder des gynäkologischen Stuhls an ihrem Hintern spüren oder den rauhen Steinboden an ihren Füßen. Verzaubern Sie Ihre Beute mit Ihrer Phantasie – und heben Sie sich dadurch ab von Ihren Konkurrenten.
Wenn Sie das Spiel nicht von Beginn an ausschließlich auf Ihre Vorlieben ausrichten wollen, dann gestalten Sie die Situation offen. Führen Sie die Frau in ein Gebäude oder einen Raum, der Platz läßt für ihre Phantasien und fragen Sie sie, was sie wahrnimmt. Beispielsweise so:
Ich bringe dich nun in meine Halle der tausend Qualen. Orientiere dich, und sage mir, was dir auffällt.
Damit geben Sie ihr zu verstehen: Ich habe kein festes Programm, das ich auf Biegen und Brechen durchziehen will, sondern ich interessiere mich auch für deine Wünsche. Ich will etwas ermöglichen.

Zudem werden Sie aus den Antworten sehr schnell herausfiltern, über welche Wahrnehmungskanäle Sie Ihre Beute scharfmachen können.
Und vielleicht das Wichtigste: Sie signalisieren dadurch, daß Sie Ihre Gespielin nicht zum bloßen Objekt Ihrer Begierden reduzieren.
Was nützt es, wenn Sie ihre Schreie hören wollen, sie aber lieber mit einer schweißgetränkten Tennissocke geknebelt werden will? Wie soll sich ein gutes Rollenspiel entwickeln, wenn Sie in einen düsteren Kerker wollen, die Frau aber schier durchdreht bei der Vorstellung, in einem Nobelrestaurant nackt auf dem Boden kniend aus einem Napf fressen zu müssen?
Nora werden Sie nie dazu bewegen, mit Ihnen im Cyberspace ins tiefste Mittelalter zu reisen. Und Manu wird sich nur kichernd auf dem Boden wälzen, falls Sie ihr ein wolkenweiches Himmelbett offerieren und goldene Bänder für zärtliche Fesselspiele.
Bei einer Frau wie Daniela, die sehr unterschiedliche erotische Vorlieben pflegt und noch unentschlossen ist, könnten Sie folgendermaßen vorgehen:
Ich führe dich zu zwei Pforten. Hinter der einen wartet am Meer mein Sultanspalast auf dich. Die andere führt hinunter zum Hafen ... und weiter bis zu den Schlachthöfen ...
Sollte Ihre Beute allerdings nichts anderes wollen, als Ihnen willenlos zu gehorchen und alles tabulos mit sich machen zu lassen, werden Sie das schnell herausbekommen. Wenn Sie aufmerksam sind. Dann können Sie getrost loslegen und sich austoben.
Wenn Ingemarie sich tatsächlich einmal in einen SM-Chat verirren sollte – was sie vermutlich lauthals von sich weisen würde –, müssen Sie ein Feuerwerk an Verführungskünsten entzünden. Plus allerbeste Manieren. Plus Humor nebst einer Prise Selbstironie. Ich bin mir sehr sicher: Ingemarie wird jede noch so fein gesponnene List durchschauen, und beißenster Spott wird ihre Antwort sein. Allerdings, falls sie wirklich spielen will, wird sie Ihnen einmal ein verstecktes Zeichen geben. Eine einzige Chance. Wenn Sie diese nicht nutzen, wird es ein zweites Mal nicht geben.

Möglicherweise liege ich hier völlig falsch und stolpere nur durch die Fallstricke meiner Phantasie. Denn es ist so, wie ich eingangs bereits schrieb: Sie ist nicht von unserer Welt.
Dann bliebe uns nur die Erkenntnis:

> Man kann nicht jede schöne Frau dominieren.
> Aber man sollte es zumindest versuchen.

Eine Frage zum Thema Chat ist noch offen: Wie schafft man den Übergang von der virtuellen Welt in die real existierende?
Meine Antwort ist kurz und brutal: Am besten überhaupt nicht!
Sie wollen eine Erklärung? Einverstanden.
Beim Cybern toben Sie Ihre Phantasie voll aus. Sie erschaffen – möglicherweise zusammen mit Ihrer Gespielin – Welten, die Sie in der Realität so kaum vorfinden werden.
Sie haben Ihre Sklavin so vor Augen, wie Sie die Frau sehen wollen. Nicht, wie sie wirklich ist. Das ist alles in Ordnung, solange Sie sich vergegenwärtigen, daß Sie in einem Raum agieren, den es nicht gibt.
Ich will nicht grundsätzlich ausschießen, daß sich dort zwei Menschen (fürs Leben) finden können, die einander sonst nie begegnet wären. Aber das halte ich für die berühmte Nadel im Heuhaufen.
Genießen Sie einfach die Illusion, im Cyberspace ein paar Pfunde weniger zu wiegen als im Leben, mit einer schönen Frau an jeden Punkt des Universums reisen und jedes beliebige Spielzeug via Tastendruck sekundenschnell herbeizaubern zu können.
Sie werden sehen, die Realität ist noch hart genug. Also trainieren Sie im Chat. Bereiten Sie sich vor.
Aber seien Sie dabei fair. Degradieren Sie keine Frau zum bloßen Mittel für Ihre Zwecke.
Seien Sie großzügig und schenken auch den Damen ein paar schöne Illusionen.
Sie werden es Ihnen danken. Aber, bitte, nehmen Sie diesen Dank nie für bare Münze. Auch die *Gegenseite* weiß: Ein Cyberspace ist ein Cyberspace ist ein Cyberspace ...

6.2 Kontaktanzeigen

Langsam wird es ernst. Sie müssen die erste wirkliche Entscheidung fällen. Machen Sie den ersten Schritt und annoncieren selbst? Oder warten Sie, bis Sie eine Anzeige lesen, die Sie elektrisiert?

Vermutlich gilt auch hier wie so oft im Leben: Lieber ein *sowohl – als auch* als ein *entweder – oder*.

Egal für welchen Weg Sie sich entscheiden, *ein* Problem haben Sie fast immer: Vom Aufgeben einer Anzeige bis zu einer Kontaktaufnahme können etliche Wochen verstreichen.

In dieser Zeit kann im Leben der Annoncierenden viel geschehen sein. Im bedauerlichsten Fall – für den, der antwortet – Dinge, die eine Anzeigenaktion überflüssig gemacht haben.

Also: Erwarten Sie nichts, und seien Sie auf alles gefaßt.

Fangen wir mit Ihnen an. Sie haben sich entschlossen, eine Kontaktanzeige zu schalten. Was schreiben Sie?

Die Antwort ist erschreckend banal: Die Wahrheit!

Wenn Sie sich irgend etwas zusammenphantasieren, was Sie später nicht halten können, sollten Sie das Geld für die Anzeigen lieber gleich in ein Porno-Magazin investieren.

Setzen Sie einen Text auf, in dem jede Frau erkennt, wer Sie sind und was Sie wollen.

Natürlich können Sie auch das Blaue von Himmel runterlügen – es wird Ihnen bloß nichts nützen. Langfristig gesehen.

Gehen Sie davon aus, daß Ihre Beute Ihren Text aufmerksam liest, bevor sie antwortet.

Und denken Sie daran: Sie geben mit Ihrer Anzeige Ihre Visitenkarte ab.

Schauen wir uns folgenden (zugegebenermaßen übertriebenen) Text an:

Er (Ende 30, groß, Aka., NR) sucht sie (extr. maso.) für ausgefallene Erziehungsspiele.

Erwarte aussagekr. Brief mit Bild.

Vermutlich wird Er lange warten. Denn welche Frau wird schon auf solch einen Text antworten?

Analysieren Sie die Botschaft:

Welche Signale gehen von dieser Anzeige aus?

Ich lese darin:
- Er gibt sich keine Mühe.
- Er hat nicht einen Funken Phantasie.
- Er gibt nicht mehr Geld aus als unbedingt erforderlich.

Fazit: Das hat ein geiziger Möchtegerndom geschrieben. Und genau so wird er sich gegenüber einer Frau verhalten.

Gehen wir ins Detail:

- Ende 30. Eine schwammige Information. Wie alt ist er wirklich?
- groß. Wenn er auf einer Kiste steht?
- Aka. Vermutlich hat er's nötig. Will er auch unbedingt eine Aka.? Oder ist er auch mit einer Frau zufrieden, die bestens ihr Leben meistert, ohne je studiert zu haben?
- NR. Vermutlich (militanter) Nichtraucher. Oder Naßrasierer? Bei sich oder bei ihr?
- extr. maso. Präziser kann man es nun wirklich nicht ausdrücken.
- ausgefallene. Wenn schon kein Einfall, dann zumindest ein Ausfall.
- Erziehungsspiele. Wer hätte das gedacht?
- aussagekr. Mit Kraftmüsli?
- mit Bild. Sieh an, ein Selektionskriterium. Wenn der wüßte, wie Bilder lügen können ...

Ja, ich weiß. Das war übertrieben und gemein. Aber ein Grinsen haben Sie sich nicht verkneifen können, gell?
Allerdings, wenn Sie der Ansicht sind, das sei so in Ordnung, dann ist es das auch. Es geht mir nicht darum, zu verkünden, was richtig sei und was falsch. Ich will aufzeigen, was Sie zum Ziel führen könnte und was vermutlich ein Flop wird.

Letztendlich müssen Sie alle Entscheidungen alleine treffen. Doch bitte halten Sie sich stets vor Augen:

Tun Sie, was Sie nicht lassen können.
Aber übernehmen Sie dafür die Verantwortung.

Eine Anzeige zu texten, mit der Sie Erfolg haben könnten, ist harte Arbeit. Wo etwas zu Papier gebracht wird, muß sich einer immer plagen: Der Schreiber oder der Leser.
Natürlich wollen Sie Ihre Sklavin *plagen*, aber doch erst später. Und auf eine Art und Weise, die eines wirklichen Doms würdig ist. Doch erst einmal muß die Beute anbeißen.
Für das Formulieren Ihrer Anzeige gebe ich Ihnen folgende Tips:

- Vermeiden Sie Abkürzungen. Verwenden Sie keinen Telegrammstil. Gehen Sie großzügig mit Ihren Worten um.
- Verzichten Sie auf plakative Worthülsen. Schreiben Sie nicht *extr. maso.*, sondern: Wenn mein Rohstock Dich züchtigt, will ich Deinen Schweiß riechen und Dir die Tränen von den Wangen küssen.
- Sprechen Sie eine Einladung aus, die zeigt, wo und wie Sie gerne spielen: Am Ufer des Meeres will ich Dich an einen muschelüberwucherten Holzpfahl fesseln und die Angst in Deinen Augen sehen, wenn das Wasser steigt.
- Verlangen Sie keinen *aussagekr. Brief mit Bild*, sondern fordern Sie die Künftige auf: Schreibe mir von Deinen Träumen, und überrasche mich mit etwas, das nur Du mir schenken kannst. (Vielleicht erhalten Sie ja ein Bild; vielleicht aber etwas ganz anderes, das der ideale Einstieg ist ins erste Telefongespräch. Auch daran sollten Sie schon früh genug denken.)
- Wenn Sie biografische Daten in den Text einbinden, sollte es den Lesefluß nicht hemmen oder wie ein Einkaufszettel wirken. Mit *vierzigjähriger Buddha* zeigen Sie zumindest mehr Phantasie als mit *(40, 165 cm, 80 kg)*.
  Wägen Sie zudem ab, ob die Informationen erforderlich sind für das, was Sie aussagen wollen. Manchmal lockt das Geheimnisvolle mehr als nackte Fakten.
- Daß Wörter wie *Hurenfotze*, *Schlampensau*, *Arschfick* oder *Tittenfolter* bei passender Inszenierung Wirkung zeigen, be-

streite ich nicht. Ob sie allerdings für einen Anzeigentext geeignet sind, das bezweifele ich. Erinnern Sie sich, was wir zum Thema *Stil* erarbeitet haben?

Ich mache Ihnen nun Vorschläge für Anzeigentexte, die bei unseren vier Begleiterinnen Aufmerksamkeit wecken könnten. Korrigieren Sie ruhig die eine oder andere Formulierung, wenn Sie anderer Meinung sind. Das ist Ihr gutes Recht. Schreiben Sie an den Rand, was Sie besser texten würden. Es ist *Ihr* Buch, in dem Sie machen können, was Sie wollen.

Für Nora:
Immerschöne, betrachte den schneebedeckten Gipfel des Fudschijama. Rieche den Duft der Kirschblüten in meinem Garten und lausche dem Gesang der Bambusflöte. Dann folge mir in den Tempel der zeitlosen Lust. Betrachte die kunstvoll geflochtenen Seile. Spüre sie auf Deinem Körper, wenn ich Dich zu meinem Kunstwerk erhebe. Schau auf die Kerzen und Ruten, die den Weg Dir weisen zu wonnigem Schmerz. Lies die Inschrift, die ich goß für Dich mit Gold auf weißem Marmor:

Leidvolles Glück tönt
Wie Gesang der Nachtigall
Im Antlitz der Macht

Für Manuela:
Wie ich hörte, reißt Du immer dein freches Schandmaul auf. Die Unbeugsame, so nennen sie Dich im Dorf. Und stolz sollst Du sein. Das dumme Volk schwätzt viel. Für mich bist Du nur eine feige Schweinemagd, die sich bibbernd vor Angst im Stall verbirgt. Krieche aus deinem Versteck und miß Dich mit mir.
Reise mit mir durch die Zeit. Schau auf die brennenden Scheiterhaufen. Höre die Schreie, die aus den Kerkern dringen. Dein Stolz wird zerbröckeln wie taubes Gestein angesichts von Zangen und glühendem Eisen.
Wenn Du nur einen Funken Mut besitzt, spiele dem Inquisitor ein Dokument zu, das Dich belastet.

Für Daniela:
Ich balanciere auf der Grenze zwischen Wirklichkeit und Traum, liebe das Spiel mit den Möglichkeiten und trage gerne dunkle Anzüge (Größe 52). Meine Seidenkrawatte nehme ich erst dann ab, wenn Du vor mir kniest und Deine Hände mir entgegenstreckst. Auf Rosen werde ich Dich nicht betten, Dich aber barfuß auf ihnen tanzen lassen – und Dir das Blut von Deinen Füßen küssen.
Ich erwarte von Dir, daß du Dich auf vieles einläßt. Tausche ich edles Tuch gegen schwarzes Leder, lasse ich Dich auf High-Heels durch dunkle Gassen stolpern. Ich will Dich schreien hören, wenn mein Gürtel Dich striemt. Und das Zittern Deiner Lippen spüren, wenn meine Faust Deinen Schoß ausfüllt. Da ich 48 Jahre alt und erfolgreicher Börsenmakler bin, suche ich keine Studentin, sondern eine Frau, die mit ihren langen, schönen Beinen fest im Leben steht. Zudem reise ich gern und luxuriös. Ich werde Dich verwöhnen und beschenken – mit Schmuck und Schmerzen. Gib mir ein Zeichen, so daß ich auf Dich aufmerksam werde.

Für Ingemarie (ich kann's einfach nicht lassen):
Erwischt! Rein zufällig, werden Sie mir jetzt beteuern, seien Sie auf diese eigenartigen Annoncen gestoßen. In diesem seltsamen Magazin, mit diesen abartigen Fotos und Geschichten, das bei Ihrer Freundin herumliegt. Vielleicht entgegnen Sie mir auch, Sie läsen gerne diese Anzeigen; aber nur, um sich scheckig zu lachen über all den Unfug, der hier verzapft wird. Werte Dame, das nehme ich Ihnen nicht ab. Denn: Nichts auf dieser Welt geschieht ohne ein tieferes Verlangen.
Sie widersprechen mir. Das ist gut. Ich merke, Sie lesen also weiter. Ich mag Frauen, die mir widersprechen. Ich liebe es, wenn sich verbal die Klingen kreuzen. Und ich liebe den Sieg im Kampf – und besonders das Danach. Aber am meisten werde ich die Frau lieben, die sich von mir besiegen läßt.
Daß ich Sie beim Kämpfen nicht mit Wattebäuschchen bewerfe, steht außer Zweifel. Sonst stünde mein Text in der *Süddeutschen* oder der *Zeit*.
Ist es mir gelungen, jenen Funken Neugier in Ihr Gehirn zu schlagen, der sprüht und sprüht und sprüht?

Ich mache Ihnen einen Vorschlag: Ich lade Sie zum Essen ein. Ich schwärme von den Spielarten einer ausgefallenen Lust. Und Sie dürfen widersprechen. Gewiß wird es ein interessanter Abend – vielleicht auch mehr.
Noch kurz zu mir: Ich bin ein Mann in den besten Jahren. Was das genau heißt, müssen Sie selbst herausfinden.

Soweit meine Vorschläge. Jetzt sind Sie wieder an der Reihe. Rekapitulieren Sie alles, was Sie bisher gelernt haben, und formulieren Sie Ihre Kontaktanzeige.

Mein Anzeigentext lautet:

Springen wir ein paar Wochen in die Zukunft. Sie haben mit Ihrem Text gute Arbeit geleistet und ernten nun den Erfolg. Die ersten Antwortbriefe landen in Ihrem Briefkasten. Jetzt sind Sie es, der Visitenkarten in Händen hält.
Prüfen Sie kritisch, was Ihnen geschickt wurde.

Gehen Sie mit der gleichen Akribie an das geschriebene Wort heran, die Sie auf Ihre eigene Arbeit verwendet haben. Sie haben sich große Mühe gegeben; also soll die Gegenseite es auch tun!
Wie die Kontaktaufnahme optimal laufen kann, werden wir im Kapitel 6.3 (Am Telefon) erarbeiten.

Zunächst aber will ich Ihnen an dieser Stelle noch zwei Vorschläge machen.

1.Reagieren Sie auf einen Brief nicht sofort. Sie haben es nicht nötig, sogleich Ihr Netz nach dem Wild auszuwerfen, das die Läufe in Ihr Revier setzt. Oder wollen Sie den Eindruck erwecken, Sie liefen mit heraushängender Zunge in Ihrer Wohnung hin und her, weil Sie sehnsüchtig auf Ihre erste Sklavin warten? Lassen Sie die Beute ein wenig zappeln, das macht sie später etwas gefügiger.
Zudem: Können Sie wissen, ob nicht eine Woche später *der Brief* kommt, der Ihre kühnsten Träume übersteigt? Schon in dieser frühen Phase der Jagd ist Taktik angesagt.
2.Antworten Sie auf jeden Brief; auch dann, wenn er nicht Ihren Erwartungen entspricht. Das ist ein Akt der Höflichkeit. Die Frau, von der Sie ein Schreiben in Händen halten, hat auch Zeit und Mühe investiert. Seien Sie Gentleman. Belohnen Sie die Schreiberin zumindest mit einem Telefongespräch.
Wer weiß, möglicherweise sehen Sie die Frau anschließend mit ganz anderen Augen. In unserem Spiel ist alles möglich; und Sie sollten auf alles gefaßt sein.

Kleine Pause. Möchten Sie einen neuen Drink? Oder lieber einen Kaffee oder Espresso?
Ingemarie, kommst du bitte.
Du bist ein Schatz.
»Sülz nicht rum, sondern arbeite.«

Okay, tun wir das ruhig und fahren zweigleisig.
Sie wollen nicht warten, bis das erhoffte Wild auf Ihre Annonce anbeißt. Dann pirschen Sie eben dorthin, wo sich das Wild – erst einmal via Anzeige in Magazinen – präsentiert.

Antworten Sie auf alle Anzeigen, in denen die üblichen Reizwörter – devot, masochistisch, Sklavin usw. – stehen? Nein! Denn Sie bereiten ja keine Postwurfsendung vor. Sie sind wählerisch. Schließlich haben Sie sich schon ausgiebig damit auseinandergesetzt, wie eine optimale Anzeige getextet wird.

Legen Sie alle Maßstäbe, die für Sie gelten, auch an andere an. Das trennt die Spreu vom Weizen.

Trotzdem: Lesen Sie alle Anzeigen, die in Frage kommen, aufmerksam durch. Versuchen Sie aus dem, was Sie lesen, ein Bild zu skizzieren von der Frau, die das geschrieben hat. Auch wenn es lediglich erste Mosaikstückchen sind – denken Sie an das, was ich Ihnen über Fraktale erzählt habe: Selbstähnlichkeit bis ins kleinste Detail.

Wenn Sie das Gefühl haben, es könnte nicht passen, weil die Schnittmengen der Träume zu klein sind, haken Sie die Anzeige ab. Vertrauen Sie auf Ihr Gefühl, es läßt Sie nicht im Stich. Auch wir Männer haben sehr feine Antennen – was von den Damen gerne bestritten wird. (Um sich selbst ins bessere Licht zu setzen; worauf wir jedoch nicht reinfallen.)

Gut, Sie haben die Anzeige herausgefischt, bei der Sie vermuten, die Mühe lohnt sich. Dann mühen Sie sich!

Ich weiß, Sie werden gleich lauthals protestieren.

Zuerst einmal sollten Sie den Text abschreiben – und zwar von Hand.

Warum? Es hilft Ihnen, die perfekte Antwort aufs Papier zu bringen. Es regt Ihre Gedanken an und beflügelt die Phantasie. Machen Sie einmal den Vergleich: Schreiben Sie eine Anzeige von Hand ab. Eine andere tippen Sie via Tastatur. Ich garantiere Ihnen, Sie werden den Unterschied merken.

Kleiner Ausflug in die Lerntheorie: Wenn wir eine neue Information aufnehmen und sie mit Bewegungsabläufen koppeln, erzeugen wir erheblich mehr Synapsenschaltungen im Gehirn als ohne diese Kopplung. Die Bewegung der Hand beim Schreiben ist um ein vielfaches komplexer als die Bewegungen der Finger beim Tippen.

Unter uns: Denken Sie einmal daran, was Sie sonst noch mit Ihrer Schreibhand alles anstellen und welche Gedanken Ihnen dabei kommen.

»Sakow, du bist ein altes Ferkel.«
Genau, deshalb magst du mich ja so.
Und jetzt stör mich nicht bei der Arbeit.

Weiter im Text. Sie schreiben also die Anzeige ab und notieren, was Ihnen dabei spontan durch den Kopf geht. Nehmen die ersten Fäden auf, die Sie in Ihrer Antwort weiterspinnen. Zum Netz. Um die Beute einzufangen.
Es folgt eine Gewissensentscheidung. Schreiben Sie Ihren Brief mit der Hand oder mit dem PC?
Damit stelle ich nicht in Frage, was ich Ihnen gerade erzählt habe. Ich beziehe nur mit ein, was wir gesagt haben über: Visitenkarte, erster Eindruck usw. (Sie kennen das allmählich.)
Ich habe alle Briefe, so ich auf Annoncen antwortete, stets mit dem PC geschrieben. Warum? Weil außer mir niemand meine Sauklaue lesen kann. Und ich wollte, daß meine Zukünftige meinen Brief liest. Mit Genuß. Und mit Begeisterung.
Entscheiden Sie sich für den PC, achten Sie unbedingt darauf, daß nicht der Eindruck entsteht, Sie hätten mit irgendwelchen Textbausteinen gearbeitet. Dies gelingt Ihnen dadurch, daß Sie die Kernaussagen der Anzeige unverwechselbar aufgreifen und mit Ihrer Phantasie weiter ausschmücken. Genau so, wie Sie es beim Texten Ihrer Anzeige schon geübt haben.
Falls es zum Gesamtbild Ihres Briefes paßt, können Sie einen kleinen Nachsatz hinzufügen. Etwa so: Ich will, daß du jedes Wort von mir deutlich vor Augen hast. Was meine Hand vermag, erfährst du später.
Ob Sie eine künftige Sklavin gleich duzen oder erst einmal beim *Sie* bleiben, ist Geschmacksache. Und eine Frage der Taktik.
Ich finde, ein *Sie* bietet mehr sprachliche Spielmöglichkeiten. Bedenken Sie: Wenn Sie erst einmal mit dem Duzen angefangen haben, können Sie später nicht mehr umschalten.
Beim *Sie* haben Sie diesen Trumpf noch in der Hand.
Daß bei Manuela ein *Sie* schlichtweg lächerlich wäre, bedarf keiner Diskussionen. Bei Nora halte ich ein *du* auch noch für passend. Hingegen wäre ein zu schnelles *du* bei Ingemarie einfach nur tödlich.

Aber stellen Sie sich einmal vor, Sie träfen sich mit Daniela. Man speist niveauvoll. Plaudert, mit kleinen, eingestreuten erotischen Delikatessen. Und die Dame folgt Ihnen in Ihre Wohnung – und Sie beide wollen, daß dort gleich etwas geschieht. Sie setzen sich in einen Sessel und sagen: »Sie bleiben stehen. Ziehen Sie sich langsam aus. Ich will sehen, wie Sie sich vor mir entblättern. Bis Sie ganz nackt sind.«
Jetzt vergleichen Sie: »Du bleibst stehen. Zieh dich langsam aus. Ich will sehen, wie du dich vor mir entblätterst. Bist du ganz nackt bist.«
Wie gesagt, es ist Geschmacksache – und es muß zu Ihrem Erscheinungsbild passen.
Aber ich greife vor. Noch haben Sie nicht einmal Ihren Brief verfaßt.

Ein paar Vorschläge zur Gestaltung:

- Begnügen Sie sich nach Möglichkeit mit einer Seite. Maximal zwei. Quatschen Sie die Frau nicht gleich tot. Und langweilen Sie nicht mit überflüssigen autobiografischen Betrachtungen. Einige passende Sätze. Kurz und bündig. Die auf den Punkt bringen, was Sie wollen und was nicht. Derlei führt zum Erfolg.
  Natürlich müssen Sie daran lange feilen. Es ist ja möglicherweise der Beginn einer langen Beziehung; da sollten ein paar Stunden Texten schon drin sein. Oder?
- Auch die Wahl von Briefpapier und Kuvert sollte bedacht werden. (Visitenkarte! Erster Eindruck!)
  Von mir aus können Sie gerne auf Notizpapier schreiben und den Zettel dann in einen holzfreien, recyclebaren Ökoumschlag stecken. Aber tragen SIE die Konsequenzen.
  Sollten Sie sich für edles, farbiges Papier entscheiden, wählen Sie bitte kein rotes aus. Klar, schwarze Tinte auf rotem Papier – das sieht echt klasse aus. Ohne Frage. Aber Schrift auf rotem Untergrund läßt sich verdammt schlecht lesen. Und Sie wollen ja, daß Ihr Text mit großer Begeisterung gelesen wird. (Testen Sie es bei sich selbst einmal, und Sie werden mein Argument verstehen.)
- Die Angeschriebene soll ja mit Ihnen Kontakt aufnehmen. Zur Wahl stehen Festnetz, Handy und E-Mail.

Festnetz: ja. E-Mail: vielleicht. Handy: nein.
Die Gründe hierfür liefere ich Ihnen auf den folgenden Seiten.

- Bleibt die leidige Frage nach dem Bild. Ich hoffe, Sie finden selbst die Antwort.
  Ihr Foto muß zu dem ersten Eindruck passen, den Sie hinterlassen wollen. Aber wählen Sie bitte keines, auf dem Sie in Leder und mit Peitsche vor einem Pranger stehen. Es sei denn ... Na, Sie wissen schon.

Was schauen Sie mich so seltsam an? Das kommt Ihnen alles schrecklich übertrieben vor? Sie mutmaßen, ich spönne nur rum und verzapfte Unfug?
Dann will ich Ihnen etwas erzählen. Ich habe nämlich Werkspionage betrieben.
Ich hatte das Glück, mich mit nicht wenigen Frauen treffen zu können, auf deren Anzeige ich geantwortet hatte. (Nein, es war kein Glück, sondern das Ergebnis harter Arbeit.)
Im passenden Moment fragte ich dann immer ganz beiläufig, wie denn so die andere Post ausgefallen war. (Alte Business-Weißheit: Je mehr man über die Konkurrenz weiß, desto besser sind die eigenen Chancen auf dem Markt.)
Das Ergebnis ist überaus aufschlußreich:

- Eine passive Frau erhält auf ihre Anzeige über den dicken Daumen fünfzig bis hundert Briefe. Manchmal noch mehr.
- Weit über die Hälfte kann frau – ich zitiere – nicht einmal mit der Zange anfassen. Sie sind schlichtweg eine Beleidigung an Form und Inhalt. Und wandern gleich in den Papierkorb.
- Beim verbleibenden Rest besteht wiederum deutlich mehr als die Hälfte aus textlich plakativen Plattheiten und Formulierungen, die auf alle möglichen Anzeigen passen. Oder auch nicht. Also: Nächster Stapel, ab in den Papierkorb.
  Es ist erstaunlich, wie gnadenlos Sklavinnen sein können. Wobei – es ist eigentlich keine Gnadenlosigkeit, sondern lediglich Selbstschutz. Würden Sie sich einem anderen Menschen hilflos ausliefern, der sich für Sie so wenig müht?

- Fazit: Kaum mehr als zehn Prozent der Antwortschreiben dominanter Männer bleiben auf dem Tisch und ermutigen zu einer Reaktion.

Noch Fragen? Sie sind plötzlich so still. Ah, Sie kommen ins Grübeln und denken nach. Das ist gut – sehr gut sogar.
Was ist? Sie finden, ich spränge zu hart mit Ihnen um?
Sehen Sie es einfach so: Sie haben viel Geld bezahlt für dieses Buch, und Sie erwarten, daß Sie davon profitieren. Mit Recht. Mein Job – für den ich viel Geld bekomme – besteht darin, Ihnen möglichst viel auf gut lesbare Art mitzugeben. Ohne groß um den heißen Brei herumzureden. Okay?

Übrigens, wir hatten lange keinen Leitsatz mehr.

Stahl kocht man nicht in einer Badewanne, sondern im Hochofen.

Der Satz läßt sich auch prima anwenden, wenn Ihre Sklavin mal droht, schlapp zu machen.

Kommen wir zum Einsatz von E-Mails. Ich schätze sie sehr. E-Mails stören kaum – im Gegensatz zu einem läutenden Telefon. Ich kann sie lesen und beantworten, wann es mir paßt. Sie sind ideal, um fix Fakten zu übermitteln. Will ich mehr damit machen, beginnen die Probleme.
Inwieweit ich eine E-Mail ansprechend gestalten kann, hängt von meinem Mail-Programm ab. Und selbst, wenn ich mit viel Aufwand eine pfiffige Visitenkarte zustande bringe, kann ich noch lange nicht sicher sein, ob das, was ich abschicke, beim Empfänger genau so ankommt. Ein unkalkulierbares Risiko.
Besser packe ich in die E-Mail nur eine Kurzinfo und hänge eine Textdatei dran. Üblicherweise nimmt man Word. Ein Bild läßt sich bei Bedarf einscannen.
Gut, jetzt kann ich nach Lust gestalten und mich austoben. Doch letztendlich bin ich kaum einen wirklichen Schritt weiter. Denn über allem hängt der Fluch von Microsoft. (Die Möglichkeit, daß sowohl Sie als auch die Künftige mit Apple arbeiten, klammere ich mal aus.)

Ich habe im Berufsalltag oft genug die Erfahrung gemacht, daß Word-Dokumente – besonders solche mit eingebundenen Elementen – beim Empfänger munter durchgemischt wurden, selbst wenn beide Seiten das gleiche Office-Paket benutzten. Also: Das Risiko, daß nur Kraut und Rüben ankommen, bleibt. Als einzig akzeptierbarer Ausweg bleibt das pdf-Dokument. Man braucht keinen teuren Acrobat-Writer. Im Internet finden Sie auch leistungsfähige Programme, die ebenfalls gute Resultate liefern.
Wenn dieses Vorgehen zu Ihnen paßt, ist es eine interessante Alternative, mit der sich ebenfalls punkten läßt. So Sie die Technik perfekt beherrschen.
Daß ich weiterhin den traditionellen Brief als Königsweg ansehe, ist meine persönliche Meinung. Die müssen Sie nicht unbedingt übernehmen.
Ein Hinweis noch zur Anonymität. Via E-Mail kommunizieren Sie ja nur über Ihre E-Mail-Adresse. (Bitte nicht sadohengst@hotmail.com oder ähnliches.) Aber schon hier ist Vorsicht geboten. Einige Mail-Anbieter (z. B. web.de) fügen in die Detailinformation zu Ihrer E-Mail zusätzlich den Nachnamen ein, den Sie bei der Erstanmeldung in den Anmeldebogen geschrieben haben.
Sobald Sie aber ein Dokument anhängen, wird es auf jeden Fall brenzlig.
Sie wissen sicher, daß bei Word unter Datei/Eigenschaften/Allgemein automatisch der Name von Autor und Firma eingebunden werden. Dort läßt sich zwar alles löschen. Aber nicht unter Datei/Eigenschaften/Statistik. Da bleibt Ihr Name fest drin. Oder der Ihres Arbeitgebers, wenn Sie mit dienstlich erworbenen Programmen arbeiten.
(Das Wort *Raubkopie* will ich erst gar nicht in den Mund nehmen.)
Über Extras/Optionen/Benutzerinformationen können Sie zumindest den Namen verändern. Trotzdem bleibt ein Restrisiko: Murphy lauert bekanntlich überall.
Wer nun glaubt, er hätte alle Spuren verwischt, sobald er aus der Text-Datei ein pdf-Dokument erzeugt hat, irrt gewaltig. Im Acrobat-Reader taucht unter Datei/Dokumenteigenschaften/Beschreibung Ihr Name wieder auf.

Immerhin gibt es Programme zur Erstellung von pdf-Dateien, die es erlauben, den Autorennamen zu verändern. Doch im Ernstfall würde ich keinem Programm trauen.
Ich wollte Sie nur darauf aufmerksam machen. Das ist alles im Preis mit drin.

Daß ich eine SMS für die Kontaktaufnahme als gänzlich ungeeignet erachte, dürfte Ihnen bestimmt klar sein. Und die Gründe können Sie sich denken. Also kein weiterer Satz dazu.
Später – als Teil eines listigen Spiels – hat eine SMS durchaus ihre Berechtigung. Aber soweit sind wir noch lange nicht.

Jetzt sind Sie erst einmal wieder an der Reihe. Formulieren Sie die drei Regeln, die für Sie am wichtigsten sind, wenn Sie Ihrer künftigen Sklavin den ersten Brief schreiben.

1:

2:

3:

Anschließend legen Sie diejenige Annonce auf Ihren Schreibtisch, bei der es Ihnen in allen Gliedern gekribbelt hat.
Dann antworten Sie der Annoncierenden mit aller Ausdruckskraft, zu der Sie fähig sind.
Falls erforderlich, bringt Ingemarie Ihnen gerne etwas zu trinken.

6.3 Telefon

Der Mord unter der Dusche in Hitchcocks *Psycho* ist legendär. Der in *Bei Anruf Mord* genial. Erst zerschneidet das schrille Schreien der Telefonklingel die Stille, dann wird das vermeintliche Opfer – gespielt von der jungen Grace Kelly – zur Mörderin.

Nicht nur im Film, sondern auch auf der Bühne wurde dem Telefon ein Denkmal gesetzt: In Jean Cocteaus *Die menschliche Stimme* bzw. *Die geliebte Stimme* besteht das Stück aus einem einzigen langen Monolog am Telefon. Es ist das Abschiedsgespräch einer Frau mit ihrem Geliebten, der sie verlassen hat, um eine andere zu heiraten. Nachdem er endgültig aufgelegt hat, erdrosselt sie sich mit der Telefonschnur. Kongenial gesprochen sowohl von der Knef als auch dem unvergeßlichen Klaus Kinski.

So schlimm muß es nicht unbedingt kommen, wenn Sie mit Ihrer Künftigen telefonieren. Nur auf eines sollten Sie gefaßt sein: Murphys Gesetze ereilen Sie auch hier.

> Der entscheidende Anruf kommt immer im ungünstigsten Augenblick.

Aber gehen wir wieder systematisch vor.

Sie haben einen Brief nebst Telefonnummer erhalten und wollen Kontakt aufnehmen. Dies verlangt Vorbereitung. Es sei denn, Sie sind ein eloquentes Kommunikationstalent, das allen Situationen gewachsen ist. Dann gehören Sie zu jener Minderheit, die dieses Buch eh nicht braucht.

Im frustrierensten Fall geht niemand ans Telefon, wenn Sie anrufen. Dafür kann es tausend Gründe geben. Also treten Sie nicht gleich vor Wut gegen die Wand und verfluchen dieses gottverdammte, kleine Miststück, das es wagt, nicht seit Tagen nackt vor dem Telefon kniend auf den Anruf ihres neuen Doms zu warten. Auch Sklavinnen haben ein Recht auf ein eigenes Leben. (Eine mögliche spätere 24/7-Beziehung lasse ich hier mal außen vor.)

Wenig erfreulich ist es ebenfalls, wenn Sie nur eine Stimme hören, die vom Band oder Chip des Anrufaufzeichners zu Ih-

nen spricht. Aber das hat auch einen Vorteil: Sie bekommen einen ersten Eindruck von der Dame. Stimme und Text sagen viel aus über eine Person. Wer den Anrufenden mit quäkender Stimme redundantes Geplapper zumutet, wird auch später dem Partner unentwegt Fransen an den Sack sabbeln. Da schafft auch ein Knebel wenig Abhilfe.
Sollte das, was Sie hören, Ihnen gefallen, begehen Sie bitte nicht den Fehler und hinterlassen eine Nachricht. Sie wissen nicht, wer möglicherweise alles Ihre kleine Botschaft hört. Es wäre doch fatal, brächten Sie die Künftige damit in Teufels Küche. Dorthin können Sie mit der Kleinen später immer noch gehen – zwecks entsprechender Maßnahmen.
Angenommen aber, Sie haben Glück und Sie hören – live – die süßeste Stimme, die je Ihr Trommelfell gekitzelt hat. Wie beginnen Sie das Gespräch?
Ob Sie die Künftige mit *du* oder mit *Sie* ansprechen, läßt sich aus der Art des Briefes herleiten, den Sie erhalten haben. Auch wenn Sie es mit einer Frau wie Manuela zu tun haben, sollten Sie höflich und mit Stil in ihr Leben eindringen. Ein erster Satz à la »Hier spricht dein Gebieter. Knie dich hin, du geile Schlampe!« dürfte eine Erfolgsquote von unter zehn Prozent haben. Auch wenn Manuela von Beginn an die harte Rille braucht, kann Ihr Anruf im denkbar ungünstigsten Augenblick erfolgen.
Ich würde das Gespräch so eröffnen: »Guten Tag, Manuela. Hier spricht Gregor. Ich habe deinen Brief erhalten und möchte mit dir sprechen. Hast du Zeit für mich?«
Das verbaut Ihnen nichts und läßt die Möglichkeit offen, nach ein paar Sätzen auf exakt die Diktion einzuschwenken, die am besten ankommt. Daß Sie auch hierbei von Anfang an authentisch sein sollten, versteht sich allmählich von selbst.
Sollte die Angerufene – aus welchen Gründen auch immer – sich nicht mit Ihnen unterhalten können, akzeptieren Sie das. Sie wissen ja nicht, in welchen Zwängen die Dame sich just befindet. Seien Sie aber konsequent und fragen, zu welchem Zeitpunkt ihr ein neuer Anruf passen würde. Damit hinterlassen Sie einen ersten bleibenden Eindruck.
Angenommen, die Künftige hat Zeit für Sie. Wie geht es weiter? Es wäre fatal, wenn Sie eine unverrückbare Checkliste vor sich

liegen hätten, die Sie dann Punkt für Punkt abarbeiten. Das wird von der Gegenseite bemerkt. Und selbst eine äußerst passive Frau dürfte kaum von einem korinthenkackenden Bürokraten begeistert sein.
Gleichwohl sollten Sie sich im vorhinein über einige Dinge klar werden. Denn nichts ist peinlicher als ein ins Stocken geratenes Gespräch, bei dem die Anzahl der *ähs*, *öhs* und *mmhs* stetig und unaufhaltsam steigt.
Als erstes sollten Sie über Folgendes nachdenken:

Was will ich von mir erzählen?
Was will ich von ihr erfahren?

Hinsichtlich der Art und Weise, mit der Sie kommunizieren, vergegenwärtigen Sie sich noch einmal alles, was Sie im Kapitel 4 über die Schärfung der Sinne gelesen haben. Es wird Ihnen von großem Nutzen sein.
Gehen wir also davon aus, daß es ein für beide Seiten erfreuliches und gelegentlich sogar pikantes Gespräch wird, bei dem Sie stets die Zügel – mal fest, mal stramm – in Händen halten. Irgendwann jedoch schlägt die Stunde der Wahrheit: Kommt es zu einem Treffen oder nicht?
Wenn Sie die Begegnung wollen, ergreifen Sie höflich und klar die Initiative. Beispielsweise so: »Alles, was ich bisher von dir gehört habe, gefällt mir gut. Ich möchte mich mit dir treffen.«
Sollte es während des Gesprächs schon mächtig geknistert haben, können Sie auch enden mit: »Ich möchte dich in Fleisch und Blut vor mir sehen.« Aber es muß atmosphärisch passen,

sonst wirkt es wie eine gezielte, billige und doppeldeutige Anmache.
Die schon etwas Weichgeklopfte haucht nun das erhoffte »Ja.«, hängt aber bösartigerweise daran die Frage: »Wo denn?«
Wenn dann *äh* oder *mmh* kommt, verspielen Sie Ihren gerade erst erworbenen Kredit jämmerlich.
Überlegen Sie sich also im vorhinein drei Treffpunkte, die der Situation angemessen sind. (Mehr dazu im nächsten Abschnitt.) Dann lassen Sie keinen Zweifel an dem, was Sie verlangen: »Ich mache dir drei Vorschläge, und ich will, daß du dir einen Treffpunkt aussuchst.«
Warum drei?
Erstens zeigen Sie damit, daß Ihre Phantasie nicht einspurig ist, und zweitens, daß die Künftige auch mal etwas aussuchen darf. Aber es kommt noch ein dritter und entscheidender Punkt hinzu: Sie werden natürlich drei sehr unterschiedliche Treffpunkte vorschlagen und nicht Restaurant A, B und C. Da die Dame aussuchen muß, erfahren Sie indirekt sehr viel über ihre Vorlieben – zumindest was den Beginn einer SM-Beziehung anbelangt. Darauf können Sie dann geschickt weiter aufbauen.
Nun sind noch zwei weitere Dinge vonnöten.
Zuerst tauschen Sie die Handy-Nummern aus. Denn es kann immer kurzfristig etwas passieren, das ein Treffen verhindert. Niemand wartet gerne vergeblich. Auch keine passive Frau – es sei denn ... Aber das wäre für ein erstes Treffen zu sehr um die Ecke gedacht und kann nur schiefgehen.
Möglicherweise beenden Sie das Gespräch mit einer Überraschung. Überreichen Sie der ins Visier Genommenen ein kleines, imaginäres Geschenk. Derlei kommt bei Frauen gut an und prägt sich ihnen bleibend ins Gedächtnis ein. Sie können sich dabei getrost auf die Abgründe der weiblichen Phantasie verlassen.
Nora erhielte von mir eine Orchidee, die sie in einer Kristallvase neben ihr Bett stellen soll.
Für Daniela hätte ich einen jungfräulichen Ledergürtel, den sie bis zu unserem Treffen hin und wieder berühren muß. Mit welchem Teil ihres Körpers, ließe ich in der Schwebe.

Ingemarie schenkte ich einen kleinen Leuchtturm – ein immerblinkendes Licht im stürmischen Meer der Lust.
Manuela bekäme kein Geschenk, dafür aber eine Aufgabe gestellt: Steige hinab in den dunkelsten Keller deiner Träume – ohne dich dabei zu berühren.
Diese Geschenke bzw. Aufgaben liefern noch einen netten Zusatzeffekt. Sie können einen nützlichen Einstieg darstellen, beim Gespräch von Angesicht zu Angesicht.

Erfreulich verlaufende Gespräche bergen allerdings auch eine große Gefahr: Man steigert sich leicht in etwas hinein. Auf jedes Reizwort, das Sie als Köder auswerfen, kommt die erhoffte Antwort. Jeder hat plötzlich das Gefühl, am anderen Ende der Leitung sitzt oder liegt der Partner, auf den man ein Leben lang gewartet hat. Womöglich kommt es sogar zu Telefonsex. Der Hieb mit einem Rohrstock auf ein Kissen reizt den akustischen Sinn ungemein. Man kann es kaum noch aushalten, möchte am liebsten mit Lichtgeschwindigkeit durchs Kabel flutschen.
Und dann beim Treffen folgt der Realitätsschock. Auf welcher Seite, ist dabei unerheblich. *Mit der hab ich noch gestern am Telefon ..., da war sie doch ...* was auch immer. Die Wirklichkeit hat Ihnen eins voll vor den Latz geknallt.
Bleiben Sie also am Telefon auf dem Boden, heben Sie nicht mehr ab als unbedingt nötig, um Eindruck zu machen.
Gas geben können Sie immer noch – so Sie wollen; *nachdem* Sie gesehen haben, mit wem Sie so toll telefoniert haben.

Wir müssen aber auch die andere Möglichkeit in Betracht ziehen: Alles, was sich im Brief so schön las, schmilzt am Telefon dahin wie Ihr Kontostand unter der großen Koalition.
Ihr Gefühl sagt Ihnen: Das kann es nicht sein. Und weder Ihr Kamm noch Ihr Schwanz schwellen. Verlassen Sie sich auf Ihr Gefühl. Wenn Sie spüren, diese Frau ist es nicht, dann ist sie es auch nicht. So einfach ist das!
Zeigen Sie aber auch dabei Format. Einen Satz wie »Du, es hat geklingelt. Ich glaub, ich bekomm Besuch. Ich ruf dich wieder an.« haben Sie nicht nötig. Das ist weit unter Ihrem Niveau. Zumal Sie nicht wieder anrufen werden.

Seien Sie aufrichtig: »Du, mir scheint, wir passen nicht zueinander. Es war trotzdem richtig, daß wir miteinander gesprochen haben. Ich danke dir für deinen Brief und wünsche dir viel Erfolg bei deiner Suche.«
Anschließend gilt für beide Seiten: Ein neues Spiel, ein neues Glück.

Via Festnetz ist es schon schwer genug, das Wild im richtigen Moment zu erwischen – dabei äst es hier doch in einem einigermaßen ruhigen und stabilen Umfeld: der eigenen Wohnung. Sie ahnen immer mehr, warum ich für den Erstkontakt das Handy überhaupt nicht mag.
Lassen Sie mal wieder Ihre Phantasie blühen. In welchen Klemmen könnte die Dame wohl stecken, wenn Sie ihr Handy melodieren lassen?
Vielleicht sitzt sie bei McDonald's auf dem Klo und wechselt ihren Tampon. Oder sie bewirbt sich unter einem präsidialen Schreibtisch just um eine Praktikantenstelle. Möglicherweise erschrickt sie, weil der neue Klingelton dummerweise zu laut eingestellt ist, rutscht mit einem ihrer niedlichen Flipflops vom Bremspedal und setzt den drei Tage alten (nicht vollkaskoversicherten) Mini Cooper voll auf die Heckstoßstange eines Tanklastzuges. Und dann kommen Sie: »Hallo, ich bin der Kurt ...«
Um sich den Fortgang des Gesprächs vorstellen zu können, brauchen Sie nicht allzu viel Phantasie.
Daß das Handy später nützlich sein wird, habe ich oben schon angedeutet. (Spielen Sie doch mal einen Moment in Ihrem Hirn mit der Funktion *Vibrationsalarm.*)

Kehren wir nun die Situation um hundertachtzig Grad um. Sie haben einen nach allen Regeln der Verführungskunst abgefaßten Brief geschrieben und klugerweise nur Ihre Festnetznummer preisgegeben. Natürlich haben Sie sich auch in diesem Fall mental vorbereitet, um nicht im entscheidenden Augenblick kalt erwischt zu werden. Doch selbst mit der besten Vorbereitung können Sie Murphys langem Arm nicht entgehen.
Die Dame wird auf keinen Fall anrufen, wenn Sie entspannt im Sessel sitzen und Ihre Tageszeitung lesen. Ich will nicht

schon wieder in Katastrophenszenarien schwelgen, sondern nehme einen ganz schlichten Fall: Sie haben Besuch von Ihrem Versicherungsmakler, weil Sie endlich Ihre Riester-Rente abschließen wollen.
Ihr Telefon läutet. Sie gehen dran, weil Ihr Makler, total frustriert von Ihren Fragen (auch hier sind Sie bestens vorbereitet), hilflos durch seine Excel-Tabellen stolpert.
Sie hören: »Hallo, ich bin die Mandy. Ich habe heute deinen tollen Brief bekommen ...«
Was dann? Die Antwort dürfte Ihnen nicht mehr schwer fallen.

Sie sagen zu Mandy:

Vergleichen Sie Ihren Vorschlag mit meinem.
Mandy bekommt eine klare, knappe und höfliche Ansage von Ihnen: »Mandy, es freut mich, daß du dich meldest. Leider habe ich momentan keine Zeit für ein ausführliches Gespräch. In etwa zwei Stunden paßt es mir sehr gut. Dann können wir ruhig und genüßlich reden. Bitte ruf mich dann noch einmal an.«
Abgesehen davon, daß Sie sich gleich am Anfang souverän als Herr der Lage präsentiert haben, sind Sie nun in einer strategisch sehr günstigen Situation: Sie wissen, wann das Wild erneut die Lichtung betritt. Zudem können Sie testen, ob erste Anweisungen schon präzise befolgt werden.
Klingelt nun zur vorgegebenen Zeit das Telefon, und Mandy ist dran, hat sie erste Sklavinnenqualitäten unter Beweis gestellt. Sie können dann gleich die Zügel in die Hand nehmen und loslegen, wie oben beschrieben.

Ein abschließender Hinweis noch, dann sind wir mit diesem Kapitel fertig.
Sollte die Angeschriebene tatsächlich die Dummheit – oder vielleicht auch Dreistigkeit – besitzen, Ihnen etwas auf Ihren

Anrufaufzeichner zu quatschen, gibt sie damit ihre erste Visitenkarte ab. Darauf steht: Ich dringe gedankenlos in deine Welt ein.
Wer billigend in Kauf nimmt, daß seine (pikante) Nachricht – von wem auch immer – ab- oder mitgehört wird, ist noch zu ganz anderem fähig.
Da wartet viel Erziehungsarbeit auf Sie! Wenn Sie dieser Person überhaupt eine Chance einräumen, beginnen Sie das Spiel mit einer handfesten Bestrafung. Alles andere wird Ihnen als Schwäche ausgelegt.

So, jetzt habe ich vom vielen Reden einen trockenen Mund bekommen.
Ingemarie.
Die Bar ist verwaist.
Ingemarie!

Ein Scheinwerfer flammt auf, erfaßt den blauen Samtvorhang einer kleinen Bühne, die bisher im dunkeln lag.
Musik setzt ein. Langsam teilt sich der Vorhang, rauscht leise zur Seite. Auf einer Chaiselongue, halb hingestreckt: Ingemarie. Kostümiert, als befänden wir uns am Ende der dreißiger Jahre. Vor ihr steht ein altes Telefon.
Sie streichelt den Hörer und singt, als besäße sie die Stimme von Zarah Leander:

»Nachts ging das Telefon,
und ich wußte schon,
das kannst nur du sein.«

Keck hebt sie ein Bein, winkt mit dem Fuß.

»Leis' hört' ich deine Stimme
immer wieder sagen,
Du, ohne dich kann
ich das Leben nicht ertragen.«

Ingemarie lächelt – mich an? Oder amüsiert sie sich nur köstlich, weil ...

»Nachts ging das Telefon,
träume süß mein Schatz,
das sollst nur du sein.«

Weiber. Man steckt einfach nicht drin.

6.4 Treffpunkte

Was will Ingemarie mir mit diesem Auftritt sagen?
Ruf mich endlich an und komm zur Sache. Eine gute Schauspielerin kann in jede Rolle schlüpfen. Ich bin dir immer eine Nasenlänge voraus. Jedem Anfang tobt ein Chaos inne.
Die Antwort liefert ein neuer Leitsatz:

> Signale, die Frauen aussenden, gleichen den Flaggenzeichen eines besoffenen Matrosen bei hoher See.

Hämmern Sie sich diesen Satz ein. Schreiben Sie ihn mit dickem, nicht wasserlöslichem Filzer auf Ihren Badezimmerspiegel. Vergessen Sie diesen Satz nie! NIEMALS!!!
Hinzu kommt eine andere Schwierigkeit: Je tiefer Sie in das Jagdrevier eindringen, desto komplexer wird die Situation. Beim Flirten im Chat, beim Texten einer Anzeige, beim Schreiben eines Briefes und in weiten Teilen am Telefon konnten Sie sich einen einigermaßen linearen Leitfaden vorgeben. Haben Sie sich an den gehalten, waren Sie meistens auf der Seite des sicheren Erfolgs. Damit ist es jetzt vorbei.
Mit allem, was Sie bisher gelernt haben, müssen Sie nun jonglieren. Wie ein Zirkuskünstler mit Keulen, Messern oder Peitschen. Im schlimmsten Fall verfangen Sie sich selbst in den Netzen, die Sie auswerfen, um das Wild zu fangen.
Seien Sie also auf der Hut, werden Sie aber nicht zum Tausendfüßler. Stellen Sie Ihr Improvisationstalent unter Beweis. Das ist nicht einfach. Doch der Aufwand lohnt.

Beginnen wir mit der Frage: Wo wollen Sie das Wild treffen? Hören wir dazu erst einmal wieder die Meinung unserer Frauen an.

Daniela, welcher Treffpunkt würde dir imponieren?
Ganz Dame lehnt Daniela sich im Sessel leicht zurück, wippt mit einem Pumps und betrachtet ihre perfekt lackierten Fingernägel.

»Er lädt mich zum Essen ein. In ein Restaurant am Meer. Er hat für diesen Abend das ganze Restaurant gemietet. Nur für uns beide. Auf allen Tischen brennen Kerzen, und die Tische sind für zwei Personen gedeckt. Die Ober stehen dezent im Hintergrund. Ein Streichquartett spielt Werke von Schubert.
Er hilft mir aus meinem Nerz und fragt: ›Wo möchtest du sitzen?‹ Ich deute auf einen Tisch genau in der Mitte.
Er geleitet mich dorthin, winkt einen der Ober heran und stellt für uns das Menü zusammen. Während wir speisen, zeigt er mir bei jedem Bissen mit einer winzigen Geste, wie sehr er mich begehrt.
Anschließend tanzen wir zum Klang der Violinen. Er läßt mich sein Geschlecht spüren und flüstert mir ins Ohr: ›Der Preis für deine Schönheit ist der Schmerz, den du erleiden sollst.‹ Dann legt er mir vor den Augen der Ober Handschellen an und bringt mich hinunter zum Strand.
Selbst wenn er mir dort meinen Arsch blutig schlüge, ich schriee vor Glück.«
Das, meine Teure, wird sich jemand wie Kollek kaum leisten können.
»Kollek ...«
Daniela zupft mit zwei Fingern an ihrer Unterlippe.
»Wenn's der Richtige wäre, könnte er mich auch in einem Hinterhof an einen Müllcontainer fesseln und bewußtlos ficken.«
Daniela, ich danke dir für diese eindeutigen Flaggensignale.

Manu, auch wenn deine Stellung am Kreuz kaum Bewegungsfreiheit erlaubt, schwenke deine Flaggen.
»Das halt ich im Kopf nicht aus!«
Was?
»Dieses Rumgeeier. Mal teures Restaurant, mal Müllcontainer. Bloß weil die Fotze studiert hat, meint sie, die Männer verarschen zu können.«
Ganz im Gegensatz zu dir, nicht wahr?
»Ja! Ich weiß, was ich will!«
Das ist ja ganz neu. Wir hören.
»Er muß mir befehlen, in ein Museum zu kommen.«
Wollt ihr über Kunst plaudern?
»Nein, du Arsch.«

Sie bekommt von mir mit der flachen Hand eins aufs Maul. Und lächelt dankbar.
Was ist nun mit dem Museum?
»Schon mal was von 'nem Foltermuseum gehört?«
Klar, im Keller vom Holstentor in Lübeck gibt es ein kleines. Die Museen in Rothenburg ob der Tauber und in Rüdesheim am Rhein sind beträchtlich größer.
»Genau.« Manus Augen strahlen wie die glühende Spitze eines Brandeisens. »Er müßte mir befehlen, vor dem geilsten Foltergerät zu warten, das es im Museum gibt. Zur Begrüßung muß er mir feste in die Titten kneifen und mir bis ins kleinste Detail beschreiben, wie er mich auf dem Gerät quälen will.«
Was wäre, wenn er dir befähle, dich nackt auszuziehen und dich beispielsweise auf eine mittelalterliche Streckbank zu legen?
Stolz reckt Manuela ihr Kinn nach vorne. »Ich würde es tun. Ohne lange drüber nachzudenken.«
Auch vor den Augen der anderen Museumsbesucher?
»Dann erst recht.« Sie preßt ihre Schenkel zusammen und reibt ihren Spalt. »War das deutlich genug für euch alte Wichser?«
Manu, das war Spitze. Dafür hast du dir eine Belohnung verdient.
Von meinem Requisitentisch nehme ich zwei Stahlzylinder. Lang und dick wie ein Zeigefinger. An einer Seite besitzen sie Eisenkettchen, die in Ösen enden. Meine Hand öffnet Manus Schenkel. Ich hake die Ösen in die Ringe an ihren Schamlippen und lasse die Zylinder baumeln. Sie gurrt wie ein zahmes Täubchen.

Nora, süßeste aller Kirschblüten, wo möchtest du dem Mann deiner Träume zum ersten Mal begegnen? Bitte enttäusche mich nicht und sage: In einem japanischen Garten.
»Ich werde dich nicht enttäuschen.« Artig hebt Nora ihren Kopf. »Er würde mich überglücklich machen, wenn er mit mir in einen Dom ginge.«
Mit dem Dom in einen Dom – ein schönes Wortspiel.
Nora nickt. »Darum habe ich es gewählt. Aber *er* müßte von selbst darauf kommen. Dann müßte er jeden Teil meines Kör-

pers vergleichen mit den Kostbarkeiten und der Schönheit der Formen, die wir dort vorfinden.«

Deinen Schoß mit einem Tabernakel und deinen Schweiß mit dem Weihwasser?

»So in der Art.« Ihr Gesicht strahlt wie eine Monstranz im Licht eines Kerzenmeers. »Er müßte mir mit fast heiligen Worten schildern, wie er mich auf den Altar seiner Lust fesselt, um mit dem Wachs geweihter Kerzen seinen Namen auf meinen Leib zu schreiben.«

Schreckte dich nicht der Anblick der Kreuze?

Nora streicht eine Strähne ihres ebenholzschwarzen Haars aus der Stirn. »Nein. Wenn er mich zu seiner Göttin erhebt, darf er mich auch kreuzigen.«

Weißt du, was ich mit dir noch täte?

Sanft schüttelt sie ihren Kopf.

»Ich brächte dich in einen der Beichtstühle. Darin müßtest du mir beichten, welche *Sünden* du begehst, wenn du dich nachts streichelst.«

Lautlos bewegt Nora eine zeitlang ihre Lippen. Dann flüstert sie: »Was wäre meine Buße?«

Ein Kreuzweg der besonderen Art. Stufe für Stufe stiegest du mehr empor in den Himmel der Lust.

»Das wäre das höchste Glück.«

Ich wünsche dir, daß du einen Meister findest, der es dir schenkt.

Ingemarie räkelt sich noch immer auf der Chaiselongue. Die Zarah-Leander-Rolle scheint ihr gut zu gefallen. Oder ist es nur die Kunst der Verwandlung, in die sie verliebt ist?

Zarah-Darling, welcher Ort ließe selbst dich deine ehernen Vorsätze vergessen?

»Sei so gut und bring mir ein Glas Champagner.«

Ich überlege – soll *ich* jetzt etwa *ihr* dienen? Einen Teufel werd ich tun. Obgleich: Die Kunst der Verwandlung ist Bestandteil einer jeden klugen List.

Okay, ich hol dir den Champagner, und du gibst eine ehrliche Antwort. Ist das der Deal?

»Er ist's, Old Sak.«

Dann in drei Teufels Namen. Ich hol ihr das Gesöff.

Wenn Gnädigste nun die Güte besäßen, uns Ihre Meinung kundzutun.
Ingemarie benetzt ihre Lippen und gibt mir den Champagnerkelch zurück.
»Danke, das reicht.«
Eigentlich müßte sie jetzt den Rest quer durch den Raum trinken, aber wir wollen ja ihre Antwort hören. Und wir bleiben selbst in solchen Situationen ganz Gentleman. Wir lassen uns nicht provozieren. WIR NICHT!
»Kein Luxusrestaurant, kein Museum, keine Kirche. Er müßte einfach durch die Tür kommen, sich an meine Bar setzen und mich nicht behandeln wie eine Barkeeperin.«
Sondern?
»Wie eine intelligente Frau. Keine dummen Sprüche, keine billigen Anspielungen oder plumpen Vertraulichkeiten. Es würde mir sogar imponieren, wenn er spätestens beim zweiten Drink zum Thema käme. Doch ein fauler Trick, und das Spiel wäre aus.«
Ingemarie wendet ihren Kopf ein wenig zur Seite, als suchte sie nach einer weiteren Person im Raum. Dann schüttelt sie standhaft den Kopf.
»Allerdings, ich glaube nicht, daß ich jemals noch ...«
Zarah-Darling – der Satz ist noch nicht zu Ende.
»Ich weiß. Wart's einfach ab.«
Abrupt steht sie auf, eilt zurück hinter die Theke.
»Möchtest du noch was trinken?«
Gerne. Und unser Gast vermutlich auch.

Ich will Ihnen noch eine andere Begebenheit erzählen, bei der es ebenfalls um die Wahl des Treffpunktes ging. Vor einiger Zeit wandte sich ein Freund aus Hamburg mit einer Bitte an mich. Er hatte mittels einer Anzeige die – wie er sagte – Sub seines Lebens kennengelernt. Man habe schon halbe Nächte durchtelefoniert, und das erste Treffen stünde kurz bevor.
(Ich riß mich am Riemen und empfahl nicht spontan den gemeinsamen Besuch einer Talkshow.)
Dummerweise – so er weiter – habe die Sub seines Lebens einen Wunsch geäußert fürs erste Treffen. Sie wolle mit verbundenen Augen in Handschellen irgendwo auf ihn warten und

erst dann sein Gesicht sehen, wenn er sie hart genommen hätte. Abschließend rückte er damit raus, daß er in Sachen Treffpunkt keine so richtig zündende Idee habe. Ob ich nicht vielleicht ...
Natürlich lief ich in die Falle meiner Eitelkeiten. Statt ihn zu ermutigen, seine kleinen grauen Dom-Zellen selbst auf Trapp zu bringen, machte ich ihm drei Vorschläge.

- Kurz vor Einbruch der Dämmerung hinter dem Krematorium auf dem Ohlsdorfer Friedhof.
- Im Bismarck-Mausoleum in Friedrichsruh.
- Nachts auf dem Ikea-Parkplatz in Stellingen, angekettet an einen der Flutlichtmasten.

Er war begeistert, mußte mir aber versprechen, zu berichten, wie die Begegnung verlaufen war. Und das tat er auch.
Doch bevor Sie es erfahren, sollen Sie erst mal wieder selbst kreativ sein. Denken Sie sich drei Orte aus, die für solch ein Treffen geeignet sind.
Sollten Sie mit diesem Arrangement nichts anfangen können, weil es Ihnen nicht entspricht, versuchen Sie es trotzdem. Nutzen Sie jede Gelegenheit, um Ihre Phantasie zu trainieren. Versetzen Sie sich in die Lage meines Freundes und stellen Sie sich eine Sub vor, die solch einen Wunsch äußert.
Ich bin sicher, auf Ihrer inneren Leinwand tauchen langsam aus dem Nebel des Gedankenschweißes drei sehr unterschiedliche Schauplätze auf.

1:

2:

3:

Einige Tage später meldete mein Freund sich wieder. Die beiden hatten sich kurz vor Mitternacht auf dem Ikea-Parkplatz

getroffen. Und es sei überirdisch gelaufen. Was immer das auch heißen mag.
(Ich verkniff mir meine Vorschläge für Bestrafungen an einem Billy-Regal oder auf dem Couchtisch Lindhult.)
Allerdings wollte ich wissen, warum die Sub seines Lebens sich für diesen Treffpunkt entschieden hatte.
Die Erklärung war interessant: Bismarck-Mausoleum und Krematorium waren ihr zu morbide.
Ich hoffe, mein Freund zieht daraus selbst die richtigen Schlüsse für künftige Aktionen.

Nach dieser Palette an Ideen für mögliche Treffpunkte lassen Sie uns einige Detailprobleme unter die Lupe nehmen.

Beginnen wir mit der banalen, gleichwohl sehr wichtigen Frage: Was ziehe ich zu einem ersten Treffen an?
Darauf gibt es nur eine Antwort: Die Kleidung, in der Sie authentisch sind und die zum Treffpunkt paßt.
Verkleiden Sie sich nicht. Schinden Sie keinen Eindruck mit etwas, das Ihnen letztendlich nicht steht.
Wenn Sie überwiegend in Hawaii-Hemden und Bermudashorts durch die Gegend rennen, dann erscheinen Sie eben so. Vielleicht haben Sie Glück, und die Sub küßt Ihnen sogleich die Adiletten.
Natürlich ist das wieder total übertrieben. Aber es bringt die Sache kurz und knapp auf den bekannten Punkt: Seien Sie Sie selbst, und übernehmen Sie dafür die Verantwortung.
Ich werde nicht müde, dies gebetsmühlenartig zu wiederholen. Auch wenn ich Ihnen damit gewaltig auf den Geist gehe. Dafür übernehme *ich* die Verantwortung.

Bevor Sie zum Treffen aufbrechen, rechnen Sie damit, daß es im Laufe der Begegnung zu der Frage kommt: Gehen wir zu mir oder zu dir?
Da Sie nicht ausschließen können, daß die Künftige mit zu Ihnen will, sollten Sie im Vorwege einiges bedenken.
- Richten Sie Ihre Wohnung nicht besonders her. Lassen Sie alles so, wie Sie gewöhnlich hausen. Wenn man bei Ihnen nur mit Schaufel und Hacke von einem Zimmer ins näch-

ste kommt, dann ist das so. Stellen Sie keine künstliche Ordnung her, die es einige Stunden später sowieso nicht mehr geben wird.
Sollten Sie extrem zwanghaft sein – so wie ich es bin –, dann muß die Dame sogleich begreifen, daß sie eine Todsünde begeht, wenn sie auch nur einen Bleistift auf Ihrem Schreibtisch berührt oder es gar wagt, dessen Position zu verändern.

- Arrangieren Sie Ihre Spielzeuge bitte nicht so, als hätten Sie unbedingt damit gerechnet, daß alles nach Ihrem Plan verläuft. Es wirkt reichlich berechnend, wenn beim Betreten Ihres Wohnzimmers der erste Blick zwangsläufig auf den Couchtisch fällt, auf dem Fesseln und Peitsche bereitliegen. In diesem Augenblick wird sich jede Sklavin ziemlich verarscht vorkommen. Ein Umstand, der sich keinesfalls positiv auf den weiteren Verlauf des Abends auswirken dürfte.
- Halten Sie sich geschickt alle Möglichkeiten offen. Erzwingen Sie nichts. Seien Sie hingegen auf alle Szenarien (mental) vorbereitet. Ich weiß, das ist nicht einfach – aber erfolgversprechend.

Ob die Entscheidung, gemeinsam Ihre Wohnung aufzusuchen, überhaupt optimal ist, steht eh auf einem anderen Blatt. Ich habe nie darauf gedrängt, *zu mir* zu gehen. Ich fand es sehr viel spannender, *zu ihr* zu gehen. Dort bewegte ich mich zwar auf unbekanntem Terrain – aber nichts sagt mehr über einen Menschen aus als die Art und Weise, wie er wohnt.
Ich habe auch immer den Trainingsaspekt geschätzt, den ein Einsatz hinter den feindlichen Linien mir bot. In *ihrer* Wohnung ist mein Aufmerksamkeitspegel zwangsläufig höher als bei mir. Ich bin gezwungen, schneller zu schalten, meine Taktik zu ändern und möglicherweise blitzschnell ein neues Szenarium aus dem Ärmel zu zaubern. All das hält fit und jung.
Zudem halte ich damit noch einen weiteren Trumpf in Händen. Falls ich – aus welchen Gründen auch immer – nicht über Nacht bleiben will, kann ich mich ziemlich problemlos vom Acker machen, ohne unhöflich zu wirken. Umgekehrt ist es

sehr viel schwieriger, die Künftige aus dem eigenen Reich hinauszukomplimentieren, falls man wieder alleine sein möchte. Danach.
Die Angelegenheit wird noch viel schwieriger, wenn Sie mit Ihrem Wagen gefahren sind. Entweder müssen Sie dann den Chauffeur spielen, oder Sie rufen ein Taxi und drücken dem Fahrer zwanzig Euro in die Hand mit den Worten: »Fahr die Schlampe nach Hause.«
Die Anzahl der Frauen, bei denen das gut ankommt, dürfte sehr gering sein. Klar, Sie können auch eine andere Formulierung wählen; nur am Resultat wird das kaum etwas ändern.
Aber noch sind wir längst nicht soweit, daß es überhaupt ein *danach* gibt.

Kommen wir zu dem Sicherheitscheck via Handy vor dem Treffen. Er ist ein zweischneidiges Schwert.
Der Kerngedanke eines solchen Anrufes – etwa eine halbe Stunde vor dem vereinbarten Treffen – ist: Ich will wissen, ob sie tatsächlich erscheint. Oder hat sie letztendlich doch der Mut verlassen?
Natürlich können Sie den Anruf als ein delikates Appetithäppchen tarnen, à la: In Gedanken bin ich seit Stunden bei dir. Keine zuvor hat meine Phantasie so angestachelt wie du. Und so weiter.
Wenn sie den Köder schluckt, haben Sie Glück gehabt.
Wahrscheinlicher ist aber: Frau erkennt die Absicht und ist verstimmt.
Bei keiner unserer vier Damen hier würde ich so vorgehen. Das Risiko wäre mir einfach zu groß.
Doch es gibt ja noch die SMS. Delikat und pfiffig formuliert, weckt sie den Hunger auf mehr.
Versuchen Sie es. Doch hüten Sie sich davor, SMS ausschließlich als Abkürzung anzusehen für: Schmutz macht scharf.

Meine SMS vor den ersten Treffen:

Wenn Sie gleich bei der ersten Begegnung groß auftrumpfen wollen, können Sie auch ein Handy- oder SMS-Spiel inszenieren. Sie vereinbaren am Telefon keinen bestimmten Ort, sondern dirigieren die Künftige Nachricht um Nachricht immer weiter dorthin, wo schließlich die Funken sprühen sollen. Das kann für beide Seiten ein köstliches Vergnügen werden. Allerdings haben Sie dann kaum noch eine Möglichkeit, ohne Gesichtsverlust einen Rückzug anzutreten, falls der Realitätsschock Sie voll trifft.
Ich würde damit noch etwas warten und nicht gleich mit einem Kracher beginnen.
Langsam anfangen und dann stetig steigern, das war immer meine Devise. Man kassiert beim Skat ja auch nicht zu Beginn zwei Siebenen mit einem As.
Aber bitte, tun Sie, was Sie nicht lassen können.

Der wahrscheinlichste und unverfänglichste Treffpunkt ist und bleibt das Restaurant oder ein Café.
Man kann sich beschnuppern (symbolisch!) und sich im schlimmsten Fall aufrichtig wieder von dannen machen.
Unabhängig davon, ob Ihr Treffen überirdisch oder megagrottig verläuft, sollten Sie eines auf jeden Fall beherzigen:

Geiz ist NICHT geil!

Seien Sie großzügig. Schaffen Sie Klarheit, daß Sie derjenige sind, der eingeladen hat – und der die Rechnung begleicht. Egal, wie die nächsten Stunden verlaufen.
Sie sind der Herr. Sie sind der Dom. Sie erledigen das. Sie haben die Richtlinienkompetenz. Und Sie haben Stil.
Damit setzen Sie Ihre ersten Duftmarken. Sie geben die Richtung vor, in die marschiert wird – zumindest in groben Zügen. Das Schöne an solchen Treffen ist, daß beide Seiten wissen, um was es im Kern geht. Man muß nicht lange um den heißen Brei herumreden. Allerdings sollten Sie auch nicht nach zwei Minuten schon beim Thema sein.
Schaffen Sie durch kleine Komplimente eine angenehme Atmosphäre – so Sie sich dazu nicht zwingen müssten, weil die Dame hauptberuflich in einer Geisterbahn arbeitet.

Plaudern Sie eloquent über Aktuelles, und streuen Sie kleine Pikanterien ein. Erinnern Sie sich noch an die imaginären Geschenke? Kommen Sie darauf zurück, und spannen Sie damit Ihre Netze auf.
Treten Sie beim Austausch der Information in Vorlage. Erzählen Sie von sich. Warum Sie so sind, wie Sie sind. Warum Ihnen das eine oder andere besonders große Freude bereitet. Quatschen Sie die Frau aber nicht zu.
Stellen Sie ehrlich gemeinte Fragen, um mehr zu erfahren über die Frau auf der anderen Seite des Tisches.
Dazu ein kleiner Exkurs:
Es gibt zwei Arten von Fragen.
Zum einen sogenannte Rechtfertigungsfragen, die immer mit einem *warum* beginnen. Warum bist du nicht pünktlich erschienen? Warum trägst du gerne Leder? Warum willst du einem Mann dienen?
Diese Fragen nötigen denjenigen, an den sie gestellt werden, immer zu einer Rechtfertigung. Aber wer rechtfertigt sich schon gerne? Ich jedenfalls nicht.
Die zweite Art von Fragen sind sogenannte Prozeßfragen. Sie beginnen mit einem *wie* oder *was*.
Was hat dazu geführt, daß du dich verspätet hast? Wie kam es dazu, daß Leder dir gefällt? Was hat es ausgelöst, daß du einem Mann dienen möchtest?
Hier muß der Gefragte sich nicht rechtfertigen, sondern er wird ermutigt, zu berichten, was geschehen ist. Das fällt vielen sehr viel leichter.
Allerdings machen Sie sich eines klar: Wenn Sie Prozeßfragen nur als Technik verwenden, um etwas aus Ihrem Gegenüber herauszulocken, geht der Schuß nach hinten los. Denn eine derartige Hinterlist wird meist schnell durchschaut. Frauen sind in solchen Dingen sehr viel sensibler als Männer. Und besonders eine Frau, die sich ihrem Dom alsbald ganz und gar ausliefern will, hat ihre besonders feinen Antennen von Beginn an ausgefahren – aus einem (verständlichen) Schutzmechanismus heraus.
Nimmt sie jedoch wahr, daß Ihr *wie* und *was* einem aufrichtigen Interesse entspringt, dürfte das der Beginn eines langen und aufschlußreichen Gespräches werden.

Und dabei haben Sie drei wichtige Aufgaben: Zuhören! Zuhören! Zuhören!
Möglicherweise erfahren Sie ja Dinge, die Sie zuvor kaum für möglich gehalten haben. Erweitern Sie das Repertoire Ihrer Spiele, in dem Sie Ihre künftige Sklavin ermutigen, von ihren geheimsten Wünschen zu berichten.

Formulieren Sie eine entsprechende Prozeßfrage:

Ich hoffe, Sie haben nicht etwa geschrieben: Wie soll ich dich fesseln?
Sondern etwas in der Art: Wie sollte ein Arrangement aussehen, bei dem du mir zum ersten Mal dienen willst?
Hören Sie wieder aufmerksam zu, und seien Sie kein Dogmatiker, der auf Biegen und Brechen sein Programm durchziehen will.
Zeigen Sie Ihrer Sklavin schon früh, daß Sie ein Ermöglicher sind. Ein Dom auf dem Weg zum Meister.
Und vor allen Dingen:

Kitzeln Sie eine Sklavin nur dort, wo sie kitzelig ist.

Alles andere ist Zeitverschwendung und geht schlußendlich schief.
Ob Sie gleich bei der ersten Begegnung auf das Schlüsselerlebnis zu sprechen kommen, hängt sehr davon ab, wie Ihr Gedankenaustausch verläuft.
Bringen Sie dieses Thema auf keinen Fall vor dem Dessert auf den Tisch. Betrachten Sie es als Sahnehäubchen; quasi als krönenden Abschluß. Doch erzwingen Sie es nicht. Ein guter Dom muß auch warten können. Auf den richtigen Augenblick.
Genauso wie ein guter Jäger, der nicht wild drauflosballert, weil er unbedingt diese eine Ricke erlegen will. Ganz abgesehen davon, daß Sie ja nicht töten sollen, sondern einfangen. Und zähmen.

Worauf ist im Restaurant sonst noch zu achten?
Auch wenn es Sie noch so juckt, es auszuprobieren: Schicken Sie – falls alles gut verläuft – die Dame nicht auf die Toilette, damit sie Ihnen anschließend ihr Höschen übergibt. Obgleich das noch die harmlosere Variante ist.
Das Höschen am Tisch auszuziehen, kennen wir aus Hollywood. Die Dame auch. Es wäre also nur eine billige Kopie. Die Sie nicht nötig haben.
Heben Sie sich einen sliplosen Restaurantbesuch lieber für später auf, dann wirkt er Wunder – besonders, wenn Sie zuvor ein Glöckchen an den Schamlippen Ihrer Auserwählten befestigt haben.
Das läßt sich köstlich einläuten, wenn Sie der Dame einen Schoko-Osterhasen schenken, der derlei um den Hals trägt. (Falls Sie nicht bis Ostern warten wollen, ergänzen Sie rechtzeitig Ihre Spielzeugsammlung um dieses überaus nützliche Requisit.)

Während Sie nonchalant über Tagespolitik, Stahldildos, Kunstausstellungen und Elektrostimulation plaudern, lassen Sie sich bloß nicht zu folgender Bemerkung hinreißen, um (falschen) Eindruck zu schinden: »Du mußt wissen, nur beim SM will ich eine demütige Frau vor mit haben. Im Berufsleben bin ich ganz anders. Da setzte ich mich natürlich aktiv für die Rechte der Frauen ein.«
Werter Gast, dieser Satz ist nicht erfunden. Er stammt aus verbürgter Quelle – von Miriam, einer Physikerin in leitender Position, mit der ich eine leider nur kurze Begegnung hatte. (Unsere Vorstellungen über SM lagen zu weit auseinander.) Sie beteuerte, daß sie sich derlei Unfug sinngemäß schon dreimal hatte anhören müssen. Daß manche Männer keine Peinlichkeit auslassen, um an eine devote Frau zu kommen, ist kaum weiter erwähnenswert. Interessant hingegen war Miriams Kommentar dazu.
»Es gibt nichts Lächerlicheres auf dieser Welt als einen Mann, der sich für die Rechte der Frauen stark macht. Im Job kann jede, die es wirklich will, sich selbst behaupten. Da braucht es keine Männer, die sich einschleimen, weil sie sonst keine Chancen bei uns haben. Und im Schlafzimmer will ich einen

haben, den meine Neigungen scharf machen und der entsprechend durchgreift.«

Stoßen wir also an auf Miriams Sicht der Dinge.

Und handeln Sie entsprechend.

Verzichten Sie auch auf diesen dämlichen Trick mit dem Handy. Bei dem Sie – rein zufällig – einen (bestellten) Anruf von einem Freund bekommen, um einen Grund zu haben, sich aus dem Staub zu machen, falls der Abend droht, ein Flop zu werden.

Halten Sie die Damen nicht für blöd. Die Chance, daß Sie einen Frischling beim ersten Date vor sich sitzen haben, ist äußerst gering. Und Frauen mit Erfahrung kennen diese fingierten Anrufe. Auch das ist unter Ihrem Niveau.

Beenden Sie ein für Sie unerfreuliches Treffen mit Stil. Begleichen Sie auch dann die Rechnung, und schaffen Sie beim Abschied Klarheit. So wie wir es schon beim Telefonieren erörtert haben.

Überlegen Sie sich schon einmal einen entsprechenden Abschiedssatz:

Auch den umgekehrten Fall sollten Sie nicht ganz ins Reich der Unmöglichkeiten verbannen. Sie müssen nicht der Traum einer jeden potentiellen Sklavin sein.

Sollte die Dame ihrerseits den Handytrick einsetzen, lächeln Sie weise in sich hinein. Sie wissen, was Ihnen erspart bleibt.

Solche Niederlagen gehören zum Geschäft. Tragen Sie sie mit Fassung und Humor.

Verbuchen Sie den Abend als eine weitere Erfahrung auf dem steinigen Weg zum Erfolg.

Daheim können Sie ja alleine den Abend noch einmal in aller Ruhe Revue passieren lassen. Vielleicht entdecken Sie einen entscheidenden Fehler, der Ihnen unterlaufen ist.

Hadern Sie dann nicht mit sich. Aus Fehlern kann man sehr viel mehr lernen als aus Erfolgen.

Bereiten Sie sich auch geistig auf folgende Situation vor: Es ist eine rundum tolle Begegnung. Sie sind schon richtig heiß und können es kaum noch abwarten, bis es endlich konkret wird. Ihre Begeisterung wird anscheinend auch von der Künftigen geteilt.
Sie ergreifen die entscheidende Initiative: Zu mir oder zu dir? Dann kommt die Ernüchterung: Sie möchte nicht, daß es gleich am ersten Abend zu einer Aktion kommt.
Natürlich ist es grundsätzlich erst einmal eine bodenlose Frechheit, daß eine Sklavin ein solches Ansinnen überhaupt äußert. (Das bedarf keiner weiteren Diskussionen.)
Wer sind wir überhaupt, daß wir uns so ein Verhalten bieten lassen?
Wer lacht da im Hintergrund? Ingemarie. Wer sonst! Ruhe, hier reden Männer!
Jetzt mal im Ernst. Wer sind wir?
Wir sind erfahrene, erwachsene Männer, die mit jeder Situation souverän umgehen können. Und genau das demonstrieren wir in diesem Augenblick.
Können wir ausschließen, daß es der Dame eigentlich um etwas ganz anderes ging? Vielleicht wollte sie nur sehen, wie souverän wir wirklich sind, wenn etwas einmal nicht so läuft, wie der GBD (große, böse Dom) es gerne hätte.
Können wir es ihr verdenken? Schließlich wollen wir ja, daß sie sich alsbald in Gänze mit Haut und Haaren in unsere Obhut begibt, Grenzen auslotet und diese nach Möglichkeit erweitert.
Würden Sie sich – rein theoretisch gefragt – jemandem ausliefern, der gleich beim ersten »Nein.« anfängt, groß rumzuzicken?
Vermutlich nicht. Also seien wir großzügig, zeigen wir Verständnis. (Zeigen! Nicht heucheln!)
So – und nur so – bereiten wir das Feld des Begehrens, auf dem wir beim nächsten Mal mit hemmungsloser Lust rumtoben können.
Zudem schenkte mir meine Lektorin an dieser Stelle folgende Erkenntnis: »Meiner Erfahrung nach hat jede Frau, so devot und geil und verdorben sie auch sei, in ihrem Hirn folgenden Satz eingraviert: Wenn du *ernsthaft* an einem Mann interes-

siert bist, dann *nie* gleich am ersten Abend. Ergo: Ihr *Rumgezicke* ist womöglich ein gutes Zeichen, nämlich das für Verliebtheit.«

In den Bereich *Verständnis* gehört auch folgende Situation, auf die wir ebenfalls gefaßt sein sollten.
Die Künftige hat eingewilligt, im Anschluß an das Mahl ihrem Angehimmelten in sein Reich zu folgen.
Doch das soll – so sagt sie uns – nicht ohne Sicherheitsnetz geschehen. Sie möchte zuvor einer Freundin mitteilen, mit wem sie wie lange in welcher Wohnung weilt.
Aha, denken wir und wittern Mißtrauen – schon am ersten Tag. Warum will sie nicht gleich ihren großen Bruder anrufen, damit er sie begleitet und aufpaßt, damit dem kleinen Schwesterlein nichts Böses geschieht?
Keine Panik. Die Dame befolgt vermutlich nur einen jener sinnvollen Hinweise, die sie in einem SM-Sicherheitsbrevier gelesen hat.
Wissen wir denn schon alles über sie? Hat sie uns schon gleich am ersten Abend all die schlechten Erfahrungen unter unsere dominante Nase gerieben, die sie leider bisher machen mußte? Nein!
Wir ziehen also keinen Flunsch, weil die Kleine es wagt, unsere Integrität in Zweifel zu ziehen. Ob es wirklich so ist, können wir eh nicht wissen. Vielleicht ist es eine jener Rahmenbedingungen, die sie braucht, um sich – wie es immer so schön heißt – fallenlassen zu können.
Zeigen wir auch hier Verständnis. (Zeigen! Nicht heucheln!)
Loben wir ihre Umsicht, und erkennen wir an, daß auch sie sich auf das Treffen vorbereitet hat.
Insgeheim können wir uns ja ausmalen, mit welch überschwenglichen Worten tags darauf die Nacht bei jener Freundin in epischer Breite kundgetan wird. Daß die beiden darüber ausgiebig tratschen werden, darauf können Sie sich verlassen. Das ist so sicher wie der Schmerzensschrei nach einem kräftigen Hieb mit der Bullenpeitsche.
Allerdings: Sollte es sich die Auserwählte künftig zur Gewohnheit machen, jedes Mal die Freundin zu informieren, bevor es ab zu Ihnen geht, dann läuft irgend etwas falsch in Ih-

rer Beziehung. Was es ist, das müssen Sie dann selbst herausfinden. Bei *allem* kann ich Ihnen nun wirklich nicht helfen.

Ein letzter Gedanke zum Thema Anbahnung. Es geht um Alkohol. Auch wenn ich mir damit einige Feinde mache – es muß sein.
Zu einem guten Essen mit einer schönen Frau (wir sitzen immer noch im Restaurant) gehört ein guter Tropfen. Eine Flasche Wein oder Bier vom Faß. Es sei denn, wir müssen anschließend fahren! In diesem Fall stehen nur Mineralwasser, Cola oder Säfte zur Diskussion.
Sie wenden ein: Aber ein Glas Wein oder Bier, das wird doch kein Thema werden. Nein, solange es bei einem Glas bleibt, beileibe nicht. Aber bleibt es wirklich dabei? Ich habe da andere Erfahrungen gemacht. Man plaudert charmant, gießt lässig nach, löst des Weibes Zunge (in vino veritas), spielt den Mann von Welt, der sich mit Weinen auskennt – und der auch was vertragen kann.
Dann sitzt man bis zum Hals zwar nicht in der Scheiße, aber in den Promillen.
Will der Dom seiner Sklavin nun etwa damit imponieren, daß er sie in diesem Zustand noch heil in seine Hütte schaukeln kann?
Wenn die Dame noch einigermaßen klar denken kann, wird sie einen Teufel tun, aber nicht auf den Beifahrersitz klettern. Sie mag zwar scharf auf Sie sein (was ich Ihnen sehr wünsche), aber lebensmüde ist sie nicht.
Das kommt Ihnen wieder schrecklich übertrieben vor? Ich will auch nicht moralingeschwängert all die Opfer heraufbeschwören, die es schon im Straßenverkehr gegeben hat, weil zuviel gesoffen wurde.
Stellen Sie sich einfach vor, Sie haben die Sklavin am Tisch eingestimmt auf einen eiweißhaltigen Nachtisch, frisch aus des Superdoms Schwanz. Auf dem Heimweg geraten Sie just in eine Polizeikontrolle – weil Murphy mal wieder seine Pfoten im Spiel hat –, und *Sie* müssen blasen. Wäre ich Sklavin, ich würde mir vor Lachen ins Höschen pissen. Hoffentlich reicht Ihr Geld dann noch fürs Taxi.
Aber soweit muß es nicht kommen.

Nach einer für mich überaus blamablen Erfahrung – ich mußte zwar nicht blasen, aber die Dame wollte (zu Recht) nicht in meinen Wagen steigen – habe ich mein Verhalten in diesem Punkte neu kodiert: Cola oder Mineralwasser. Jedoch ergänzt um eine knappe Erläuterung für die anwesende Dame: »Wenn ich fahre, trinke ich nicht.«
Ich habe daraufhin nicht ein einziges Mal einen scheelen Blick bekommen; statt dessen immer gepunktet.
Bevor Sie mir vorhalten, ich predigte fürs Anbaggern Wasser, söffe aber hier zusammen mit Ihnen wie ein Loch, sage ich besser selbst etwas dazu: Hier an unserer Bar ist das total okay. Weder Sie noch ich setzten sich anschließend ans Steuer. Und wir spielen auch nicht wirklich mit einer der anwesenden Damen.
Warum ich diesen Satz jetzt bringe, wollen Sie wissen? Um Sie darauf vorzubereiten, daß wir im siebten Kapitel ausführlich erörtern werden, inwieweit Alkohol (und andere Drogen) mit SM-Spielen kollidieren.
Es wäre ein Leichtes für mich – und ich gebe zu, es juckt mir in den Fingern –, an dieser Stelle unsere Damen für die von mir vertretenen Ansichten applaudieren zu lassen.
Aber das wäre bloß ein fauler Taschenspielertrick, mit dem ich gegen manches verstieße, was ich Ihnen bisher ans Herz gelegt habe. Ganz abgesehen davon, daß Manuela keinen Beifall klatschen kann, weil sie ans Kreuz gefesselt ist.
Also bleiben wir unserer Linie treu und ordern – hier – bei Ingemarie Nachschub.
(Ich freue mich schon jetzt auf die vielen E-Mails, die ich allein zu dieser Ansicht erhalten werde.)

6.5 Partys

Vermutlich finden Sie eher einen Vibrator in einer Baptistenkirche als *Ihre* Sklavin auf einer SM-Party. Da wir aber letztendlich nicht wissen können, was sich – dem Glauben zum Trotze – in der einen oder anderen Damenhandtasche versteckt hält, geben wir auch hier unsere Hoffnung nicht auf. Allerdings, *hoffen* alleine führt zu nichts. Handeln heißt das Zauberwort.

Beginnen wir mit den Fakten. Auf ein freies Wild kommen mindestens zwanzig Jäger; stellen Sie sich lieber auf noch mehr Konkurrenten ein. Sie haben keine Verabredung mit einer Frau, die Sie – zumindest ein wenig – kennen. Auf Sie wartet keine, die Sie schon auf sich neugierig gemacht haben. Zudem müssen Sie damit rechnen, daß sich auf solchen Partys häufig deutlich mehr als hundert Gäste tummeln. Entsprechend hoch – getoppt durch die laute Musik – ist der Geräuschpegel. Also das ideale Umfeld für eine erfolgreiche verbale Kommunikation.
Der nonverbalen Kommunikation (Gestik, Mimik, Blicke) kann der Lärm zwar nichts anhaben. Aber auf das begehrte Wild stürzt von allen Seiten eine Flut von visuellen Reizen ein, aus der Sie hervorstechen müssen. Unübersehbar, einzigartig und unwiderstehlich.
Auf welche (freien, passiven) Frauen treffen Sie dort? Grob läßt sich folgende Kategorisierung vornehmen:

- Die Anfängerin oder – wenn Sie der männliche Artikel nicht stört – der Frischling. Sie geht zum ersten Mal auf eine Party, ist neugierig, meist abwartend und scheu. Sie steht etwas abseits und hält sich an ihrem Cola-Glas fest. Was nicht bedeutet, sie wäre ein leichtes Opfer.
- Die erfahrene Einzelgängerin. Sie kennt das Terrain der Partys gut, ist in keine Clique eingebunden, weiß, was und wen sie will. Sie ist wählerisch und kann sich ihrer Haut wehren. Ihre Kleidung (neudeutsch: Outfit) signalisiert meist schon, in welche Richtung der Rohrstock zeigen soll.
- Die sogenannte Szene-Frau. Mit Verlaub – ein schrecklicher Ausdruck, der leider nicht auszumerzen ist. Ich kenne zwar Frauen, die gerne eine Szene machen, aber die sind damit nicht gemeint. Szene-Frauen sind meist in Gruppen oder Grüppchen eingebunden, die auch als Schutzschilde fungieren können. Sie lassen kaum eine Party aus und sind mit allen Wassern gewaschen.

Eines ist diesen Damen gemeinsam, egal welcher Kategorie sie angehören – nämlich die Klage: Die Single-Kerle behandeln uns alle wie billige Flittchen, die nur darauf warten, auf den Barhocker gefesselt, verdroschen und durchgenudelt zu werden.

Dies ist Ihre große Chance! Heben Sie sich ab von der Masse der brünstig durch den Saal stampfenden Platzhirsche.
Und wie? Sie sollten es allmählich wissen.
Schreiben Sie es trotzdem noch einmal auf.

Natürlich durch: Stil, Echtheit, einen bleibenden ersten Eindruck usw.
Ich will nicht ausschließen, daß es auch die eine oder andere Frau gibt, die nur darauf wartet, von einem Metzgergesellen an den Haaren durch den Raum gezerrt zu werden, um ihm im Toilettentrakt einen blasen zu müssen. Jeder das Ihre!
Nur: Ob das der Auftakt ist zu einer Beziehung, bei der Mann *seine* Sklavin findet? Ich melde meine Zweifel an. Denn, *wer* jeweils den Metzger macht, dürfte denen ziemlich egal sein.
Sie können – wenn Sie eine solche Szene beobachten – gerne einschreiten, um sich als Retter und Gentleman zu präsentieren. Sie können auch einfach an der Bar stehenbleiben, dem Treiben zusehen und dabei in den Abgründen Ihrer Seele herumpopeln. Das alles ist Ihre Entscheidung. Aber bitte denken Sie daran: Sobald Sie einen Raum betreten, sind Sie für alles mitverantwortlich, was darin geschieht. Eine Erkenntnis, die Sie erst recht nicht außer acht lassen sollten in einem Raum, in dem die Revierkämpfe nur so toben.
Hier gibt es keine Männersolidarität. Hier gilt nicht: Der Feind meines Feindes ist mein Freund. Hier sind Sie auf sich allein gestellt. Wie einst John Rambo im Dschungel von Vietnam. Sollten Sie trotz aller Widerwärtigkeiten Beute machen, dürfen Sie verdammt stolz auf sich sein.
Trainieren wir also weiter und fassen den Erstkontakt ins Auge.
Sie haben eine Beute erspäht und nähern sich dem Wild. Ich vermute, es wird – so Sie meine Kategorisierung verwenden – die *Anfängerin* sein. Welcher Dom träumt nicht davon, einen jungfräulichen Körper, einen unverdorbenen Geist und ein

freies Herz nach seinen Vorstellungen erziehen und formen zu können?

Bevor das erste Wort fällt, spricht Ihr Körper schon längst Bände.

- Was fassen Sie zuerst ins Auge? Weidet Ihr Blick schon auf dem Körper der potentiellen Beute? Fummeln Ihre Augäpfel gleich im Ausschnitt herum und graben sich den Weg zu Titten und Nippeln? Streicheln Ihre Wimpern Fesseln und Schenkel hinauf und fächern im Schritt?

Ich schaue zuerst auf:

- Was signalisieren Sie mit Ihrer Gestik? Sieht die Beute, daß Sie Ihre mehlbestäubten Pfoten kaum noch bei sich behalten können? Kribbelt es Ihren so in den Fingern, daß Sie gleich an allem herumgrapschen müssen? Oder verbergen Sie die Hände lieber in den Hosentaschen (und spielen Billard)? Begehen Sie gar den Fehler, mangelnde Potenz durch inquisitorisches Gefuchtel ausgleichen zu wollen? Wie sieht Ihr Gang aus, wie ist Ihre Körperhaltung? Bewegen Sie sich auf leisen Sohlen, oder hacken die Absätze Ihrer Stiefel in den Boden des Partyraums?

Meine innere Haltung drücke ich aus durch:

- Welche Botschaft steht in Ihrem Gesicht geschrieben? Können Sie sich ein feistes Grinsen nicht verkneifen? Schieben Sie Ihr Kinn siegessicher nach vorne, als stünden Sie schon auf dem oberen Treppchen eines Formel-1-Podestes? Lächeln Sie weise und vertrauen Sie auf eine Vaterübertragung? Setzen Sie Ihr Pokerface auf, weil Sie höchsten zwei Siebenen auf der Hand haben an Stelle eines Royal Flash?

In meinem Gesicht sieht die Beute:

Jetzt stehen Sie in Greifnähe vor dem begehrten Wild. Sie atmen den Duft ein, der dem Fell entströmt, und schießen den ersten verbalen Pfeil ab. Spöttisch? Schmeichelnd? Provozierend?

Ich eröffne das Spiel mit dem Satz:

Ich wünsche Ihnen, daß Sie ins Schwarze getroffen haben und nicht mit Ihren frisch gewichsten Stiefeln beidfüßig in Fettnäpfchen stehen.
Hören wir wieder aufmerksam zu, wie unsere vier Frauen sich am liebsten auf einer Party ansprechen lassen.

Nora, mit welchen Worten sollte Mann sich dir nähern?
Nora schüttelt sanft ihren Kopf. »Tut mir leid, aber SM-Partys sind nicht meine Welt.«
Das muß dir nicht leid tun. Die Echtheit, die ich hier stets für einen Herrn einfordere, soll ebenso für eine Sklavin oberstes Gebot sein.

Manuela, wenn du auf eine Party gehst, wie ...
»Das war doch klar, daß diese pseudoasiatische Hosenscheißerin sich auf keine Party traut.«
Ganz im Gegensatz zu dir.
»Klar doch, aber ich bin keine deiner Szene-Frauen.«
Was denn? 'ne Szene-Schlampe?
»Leck mich.«
Davon träumst du wohl. Ich betrachte Manus tiefbraune Nippel, die sich mir frech entgegenrecken. Ich kann nicht anders,

als auf jede eine Krokodilsklemme zu plazieren. Schnöde Wäscheklammern würden sie beleidigen.
Manu beißt die Zähne zusammen.
Ich tätschel ihre Wangen.
Sprich, Weib, wie macht man dich auf einer Party an?
»Indem man nicht lange fackelt und rumlabert.«
Etwa wie ein Metzgergeselle?
»Hör mit gefälligst zu.«
Für das *gefälligst* schnippe ich gegen die Krokodile.
Manu, vergiß das Atmen nicht.
»Ich will kein primitives Dom-Arschloch. Ich will einen Mann, der weiß, wie er mich zu behandeln hat.«
Also einen Gedankenleser?
»Nein. Er muß nur genau hinschauen.«
Was sieht er?
»Mich! Es gefällt mir, mich halbnackt an einen Pfeiler zu ketten und abzuwarten.«
Ein riskantes Spiel.
»Es trennt die Spreu vom Weizen.«
Inwiefern?
»Die Flachwichser verstehen die Botschaft falsch und halten mich für Freiwild. Der wirkliche Dom weiß, was er zu tun hat.«
Das wäre?
»Er steht auf festen Beinen vor mir und betrachtet meinen Körper. Sein Blick sagt mir: Ich will dich – nur dich. Mit seiner Zunge kann er etwas über seine Lippen lecken. Dann muß sein Mund sich meinem Ohr nähern. Ich muß seine Dominanz riechen können, wenn er zu mir sagt: ›Ich werde dich jetzt mitnehmen, in einen der hinteren Räume. Dort sollst du leiden. Nur durch mich. Nur für mich.‹ Dann will ich seine Hände spüren, bevor er mich loskettet und nach hinten bringt.«
Du würdest dich auf einer Party also gleich mit einem Fremden auf eine Aktion einlassen?
»Wenn ich quatschen will, setze ich mich mit einer Freundin in ein Café.«
Okay, aber was geschieht, wenn nicht dein Traumdom erscheint, sondern plötzlich einer jener – wie du dich ausdrückst – *Flachwichser* an dir rumfummelt?

»Weißt du, was eine Furie ist?«
Immerhin bist du angekettet.
»Meine Handschellen sind so präpariert, daß ich sie zur Not alleine aufbekomme. Wobei ...« Manu stöhnt, als stünde sie kurz vor einem Höhepunkt. »Das geilste in solch einer Situation ist, wenn ein echter Dom kommt, die Flachwichser mit der Kehrschaufel zusammenfegt und mich als seine Beute mitnimmt.«
Eine Frage noch: Wie riecht *Dominanz*?
»Bestimmt nicht wie du.«
Manu, ich hätte mein Autorenhonorar drauf gewettet, daß diese Antwort kommt – weil dir die Krokodile alleine nicht ausreichen.
Ich hole zwei kleine Eisenkugeln und befestige sie an den Klemmen.
Kleines, du hast ja regelrecht darum gebettelt.
Sie preßt die Lippen aufeinander und bläst ihren Atem durch die Nase.
Übrigens, du sollst nicht dauernd meine Gäste beleidigen.
Ich stupse gegen die Zylinder, die an Manuelas Schamlippen hängen.
Kein Schrei, kein Wort entweicht ihrem Munde.
Wie sagen die Chinesen: Stille Frau, glückliches Haus.

Daniela, warst du schon einmal auf einer SM-Party?
»Ja, zweimal.«
Und, wie war's?
Sie unterdrückt ein Gähnen.
»Ziemlich öde, laut und langweilig.«
Und niemand warf die Netze nach dir aus?
»Der Netze gab es viele. Doch ich bin kein Freiwild.«
Sondern?
Sie kreuzt kokett die Beine.
»Eine Frau, die ein Mann sich erst verdienen muß.«
Zwischen Nobelrestaurant und Stahlträgern?
»Ja.«
Sie schaut ein wenig keck in die Runde.
»Er muß einfach akzeptieren, daß ich noch nicht weiß, was ich letztendlich will.«

Daniela knibbelt an ihrer Unterlippe.
»Vielleicht gibt es für mich nicht die einzig selig machende Rolle. Und er muß einfach sehr flexibel und phantasievoll sein, damit er mich behalten kann.«
Gut möglich.

Ingemarie, es dürfte müßig sein, dich zu fragen, ob du je eine SM-Party besucht hast.
»*Müßig*, mein Lieber, darf jemandem nichts sein, der etwas von mir will.«
Also ganz direkt gefragt: Hast du oder hast du nicht?
»Hältst du mich für eine Tür, die sich nur mit einem Rammbock öffnen läßt?«
Nein, aber für eine Frau, die einen Mann rammdösig machen kann.
»Wenn das ein Kompliment war, nehm ich's dankend an.«
Tu, was du nicht lassen kannst.
»So halte ich es seit ein paar Jahren schon.«
Wenn ich dieses Lächeln, das mal wieder aus ihrem Gesicht schimmert, nur deuten könnte.
Also ein letzter Versuch: Ingemarie, möchtest du uns etwas erzählen, das dir eventuell auf einer Party widerfahren ist?
»Nein.« Ohne mit der Wimper zu zucken.
Warum denn nicht? (Stopp, zurück. Jetzt bloß keine Rechtfertigungsfrage stellen.)
Wie kommt es, daß du ...
»Nimm es einfach, wie es ist. Ich habe *nein* gesagt, und dabei bleibt es.«
Zumindest lächelt sie ein wenig dabei.

Nein – was für ein schreckliches Wort. Jedoch, es führt kein Weg daran vorbei: Wir müssen es akzeptieren, selbst wenn es noch so sehr an unserem Ego nagt.
Das gilt nicht nur hier in unserer kleinen Runde; es gilt besonders auf Partys.
Rechnen Sie immer damit, daß Sie sich ein Nein einfangen statt einer Sklavin.
Haben Sie gleich beim Angriff aus allen Rohren geschossen und rennen dann gegen eine verschlossene Pforte, holen Sie

sich nur Beulen – und machen sich im schlimmsten Fall vor Publikum lächerlich.
Eine klare Ansage hingegen, moduliert mit echter Höflichkeit, hält Ihnen immer noch die Möglichkeit offen, einen charmanten Abgang hinzulegen. Etwa so: »Schade. Aber Sie sind es wert, daß ein Mann es bei Ihnen versucht.«
Rennen Sie dann nicht gleich zur Nächsten, die Ihnen gefällt. Damit gäben Sie der Neuen nur das Gefühl, eigentlich zweite Wahl zu sein. Denn sie würde sich unwillkürlich fragen: Warum ist er nicht *gleich* zu mir gekommen?
Stellen Sie sich diese Situation mal umgekehrt vor; Sie würden auch nicht gerade bersten vor Begeisterung.

Sicher, es gibt auch Frauen, die mit einem Nein ganz gezielt spielen. Die Steigerung ist dann: Wärest du aufmerksam gewesen, hättest du gehört, daß ich eigentlich Ja gesagt habe.
Na toll, sind wir wieder beim Gedankenlesen-können-müssen-Spiel?
Da sage *ich* dann: Nein, danke. Und denke mit Grausen an Elsa, die vergewaltigt werden wollte – aber bitte schön nicht zu heftig.
Damit plädiere ich nicht gegen jene sehr erotischen Spiele, in denen die Sklavin ihren Herrn anfleht, er möge doch bitte, bitte aufhören – und beide wissen, daß er es um Gottes Willen *nicht* tun soll. Bis es allerdings soweit ist, bedarf es einiger Zeit.

Ein letzter Gedanke: Auf Partys (ebenso wie in manchen Anzeigen) tauchen gelegentlich Sklavinnen auf, die von ihrem Dom anderen Männern zur Benutzung angeboten werden.
Wie amüsant. Wenn Ihnen derlei gefällt, machen Sie Gebrauch davon und sammeln Ihre Erfahrung.
Mein Ding war so etwas nie. Ich bin nicht das fünfte Rad am Wagen. Ich sitze stets am Steuer. Ich bestimme, wohin die Reise geht (ohne die Wünsche einer Sklavin jedoch ganz zu ignorieren). Ich habe eine Sklavin nie ausgeliehen – und dafür viel Wertschätzung erfahren.
Aber, wie schon an anderen Stellen geschrieben: Nicht alles, was Sie hier lesen, ist für Sie bindend.

Entscheidend ist, daß Sie Ihre eigenen Ziele definieren und Ihren eigenen Weg gehen.

Überlegungen zum Dresscode finden Sie hier nicht. Dies hat einen einfachen Grund: Ich finde diese ganzen Diskussionen darüber so überflüssig wie einen Kropf.
Entweder man läßt sich darauf ein und kleidet sich entsprechend. Oder man tut es nicht und bleibt mit seinem Hintern dem Treiben fern.

Fassen wir das Thema *Party* abschließend zusammen:

Erwarten Sie nichts,
und rechnen Sie mit allem.

6.6 Baumarkt

Statistisch gesehen denkt ein Mann sechsmal pro Stunde an Sex. An das Grundgesetz vermutlich nur einmal im Monat – so er kein Jurist ist. Wenn wir an Sex denken, hat der stets unsere persönliche Prägung. Und das ist gut so!
Logischerweise werden wir alle attraktiven Frauen, die unsere Wege kreuzen, gedanklich fix daraufhin abchecken, ob sie nicht vielleicht ... und wie wir es am besten anstellen könnten, daß ... wenn wir die erstmal in unseren Fängen hätten, dann ...
Und letztendlich – machen wir uns nichts vor – sind wir kaum besser als ein Rüde, der quer über eine voll befahrene Autobahn rennt, bloß weil auf der anderen Seite eine Hündin mit dem Schwanz wedelt oder gar ihr Bein hebt. Schließen wir unseren Frieden damit und genießen, daß es so ist und nicht anders.
Schöne Frauen begegnen uns überall: auf der Rolltreppe, im Supermarkt, am Döner-Stand (der die gute, alte Pommes-Bude leider immer mehr verdrängt), bei Douglas, in der Änderungsschneiderei (wo wir unsere Hosen weiter und sie ihre enger machen läßt), beim Zahnarzt – eigentlich überall.

Bedauerlicherweise kaum im Sex-Shop. Stünde dort eine, die unsere Synapsen mit 3,6 GHz Taktfrequenz arbeiten ließe, trüge sie zu allem Glück auch noch am Ringfinger der rechten Hand jenen berühmten Ring mit dem kleinen Ring daran, ja dann wüßten wir schon, welche Pfeile wir abzuschießen hätten.

Nur, wir können und wollen nicht darauf warten, daß uns ein gütiger Sadomaso-Gott ein solches Glück beschert. Da schlendern wir doch lieber gleich durch einen Baumarkt.

Immer mehr Frauen wollen ihre Selbständigkeit dadurch beweisen, daß sie eigenhändig pinseln, hämmern, bohren, schleifen und tackern. Nirgendwo finden Sie mehr Werkzeuge, Gerätschaften und Einrichtungsgegenstände, deren Einsatzmöglichkeiten so doppeldeutig sind wie hier.

Es gehört zum Dom-Risiko, daß Sie möglicherweise mit der Rohrzange aus Chrom-Vanadium in Ihre Eier gekniffen werden, falls Sie an die Falsche geraten oder unpassende Worte wählen (nebst Gestik usw. – Sie wissen schon).

Aber wie sagte Daniela noch gleich: No risk, no fun.

Bevor wir nun eine konkrete Situation analysieren, muß ich Ihnen zuvor noch eine letzte Dosis Theorie verabreichen. Doch keine Sorge: Ich werde sie schmackhaft zubereiten und Ihnen mundgerecht servieren. Sie wird Ihnen noch bei vielen Gesprächen hilfreich sein.

Der Psychologe Friedemann Schulz von Thun hat, bezugsnehmend auf bereits existierende Kommunikationsmodelle, das sogenannte Vier-Seiten-Modell der menschlichen Kommunikation entwickelt. Es geht davon aus, daß in einer verbalen Aussage nicht nur ein kognitiver Anteil steckt, sondern gleichzeitig emotionale Anteile, die mitunter sehr viel entscheidendere Botschaften transportieren.

Nach Schulz von Thun besteht jede Aussage aus vier Seiten:

- Sachverhalt,
- Selbstoffenbarung,
- Beziehungshinweis,
- Appell.

Der *Sachverhalt* liefert die reinen Daten und Fakten, die der Sprecher mit seiner Botschaft vermitteln will.

In der *Selbstoffenbarung* sagt der Sprecher etwas aus über seine Absichten und Einstellungen.
Der *Beziehungshinweis* gibt Aufschluß darüber, wie der Sprecher seine Beziehung zum Zuhörer sieht oder gerne sehen möchte.
Der *Appell* enthält einen Wunsch oder fordert auf zu einer Handlung.

Das hört sich komplizierter an, als es tatsächlich ist.
Kehren wir nun in den Baumarkt zurück und fahnden nach einer konkreten Gesprächssituation, um das Vier-Seiten-Modell darauf anzuwenden.
Eine Zeit lang sind Sie schon durch die Eisenwarenabteilung gestreift, habe genüßlich Ketten, Meißel und Zangen beäugt, aber keine Frau entdeckt. Auch die Gartenabteilung mit den Harken, Kakteen und dem Stacheldraht hat sich als wenig ergiebig erwiesen. Ebenso wie der Sanitärbereich mit seinen großen Spiegeln, den vielfältigen Bürsten und dem glänzenden Porzellan. Also lenken Sie Ihre Schritte ins sonnenüberflutete Freigehege zu den hölzernen Geräteschuppen, den Palisaden und den ...
Für einen Moment vergessen Sie, zu atmen. Vor einem der drei Carports steht SIE. Anfang Dreißig. Groß und schlank. Zartes Rosé auf den schmalen Lippen. Lange, dunkle Wimpernfächer umkränzen schwarzbraune Augen. Das dunkelblonde, leicht zersauste Haar reicht bis zu den Ärmeln der dünnen Bluse aus orangefarbenem Satin, durch die Ihr fachmännischer Blick einen reichlich gefüllten, schwarzen BH erspäht. Die schmale Hüfte ziert ein weißer Lederrock, der die Schenkel noch verbirgt. Bedingt durch die extrem hochhackigen, weißen Sandaletten, zeichnen sich an den Fesseln zarte Muskeln ab, die nach Schraubzwingen schreien.
Ein erster Blickkontakt. Sie halten ihn. Sie lächeln. Beide. Sie sehen ihre Zähne, denken zwangsläufig an geschlagenes Eiweiß. Entspannt, aber nicht zu lässig, schreiten Sie auf die Dame zu und betrachten mal den Carport, mal diesen einzigartigen weiblichen Körper – und verkneifen sich frivole Blicke oder gar anzügliche Urlaute.
Doch plötzlich – es ist wie ein unabwendbarer innerer Zwang – werden Sie von allen Teufeln dieser Erde geritten. Unwill-

kürlich entströmt Ihrem Mund der Satz: »Schöne, fremde Frau, wie gerne würde ich Sie nackt an meinen Carport ketten und auspeitschen.«
Bevor wir hören, was die Dame antwortet, untersuchen wir erst einmal diesen – zugegebenermaßen – überaus kühnen Satz anhand des Vier-Seiten-Modells.
Sollten Sie nicht ganz damit einverstanden sein, was ich Ihnen vorschlage, so korrigieren Sie mich. Dafür habe ich die freien Zeilen vorgesehen.

Sachverhalt: Ich besitze einen Carport sowie Ketten und mindestens eine Peitsche.

Selbstoffenbarung: Ich bin jemand, der gerne eine nackte Frau auspeitscht.

Beziehungshinweis: Ich weiß zwar nicht, wie Sie reagieren. Doch Sie faszinieren mich so, daß ich alles auf eine Karte setze.

Appell: Folgen Sie mir, und Ihr Körper wird bald glühen.

Wie geht es nun weiter auf dem Freigelände des Baumarktes? Die Dame mustert Sie von Kopf bis Fuß und entgegnet: »Schöner, fremder Mann, vielen Dank für Ihr Angebot. Aber in einem Carport zieht es mir zu sehr. Schade, daß Sie keine Garage besitzen.«
Sprach's und stolziert zum Parkplatz.

Wenn Sie sich von Ihrem Schock erholt haben – so nah dran und doch vergeigt –, greifen Sie zum Bleistift und analysieren Sie die Antwort der Dame.

Sachverhalt:

Selbstoffenbarung:

Beziehungshinweis:

Appell:

Ich weiß, was Sie jetzt einwenden wollen.
Erstens sei das Beispiel wieder einmal an den Schamhaaren herbeigezogen. Und zweitens: Sie hätten die vier Seiten einer Botschaft ja schon viel früher – beispielsweise im Restaurant – gebrauchen können.
Beides stimmt, zumindest teilweise.
Natürlich ist das Beispiel total übertrieben. Aber es hat Ihren Hormonspiegel nach oben gepuscht und dadurch die Konzentration gesteigert und Aufmerksamkeit garantiert.
Wäre Ihnen folgender Dialog lieber gewesen?
»Hallo, schöne Frau, suchen Sie auch eine neue Rohrzange für Ihr Hobby?«
»Nein, aber können Sie mir sagen, wo es hier Unkrautvernichter gibt?«
Wenn Sie wollen, analysieren Sie gerne auch diesen Dialog. Sie werden sehen, wie schnell Ihnen die Lust daran vergeht.
Ihr zweiter Einwand ist etwas schwerer zu entkräften. Natürlich hätte ich das Vier-Seiten-Modell schon beim Thema *Telefonieren* bringen können. (Es hängt seit der ersten Seite dieses Buches an der Pinnwand für meine Ideen.)

Aber ich halte dieses Modell nun mal für den dicksten Theoriebrocken, den ich Ihnen hier servieren möchte. Mit so etwas kann ich nicht anfangen. Da wirft der geneigte Leser das Buch gleich zum Altpapier. Ich hoffe, daß ich Sie auf den ersten hundertzwanzig Seiten überzeugen konnte, daß alle Mühe sich hier lohnt. Sollte mir das gelungen sein, dann beißen Sie sich auch durch das Vier-Seiten-Modell und werden es erfolgreich im Hinterkopf bereithalten, wann immer Sie telefonieren, angraben, abschleppen und erziehen.
Ähnlich sollten Sie auch vorgehen, wenn Sie eine besonders heftige Phantasie mit Ihrer neuen Sklavin ausleben wollen. Beginnen Sie nicht gleich am Anfang Ihrer Beziehung damit, auch wenn es Sie noch so juckt. Schaffen Sie erst einmal Vertrauen. Bereiten Sie Ihre Sklavin langsam darauf vor, und steigern Sie in kleinen Schritten ihre Belastbarkeit, damit sie Ihnen nicht davonläuft.

So, kleine Pause. Vielleicht noch einen Snack? Oder doch lieber einen Rollmops? Geben Sie bei Ingemarie Ihre Bestellung auf.

7 Das erste Mal ... und der Morgen danach

Es war einmal ein kleiner Junge – nennen wir ihn Ewald –, der wünschte sich nichts so sehr auf der Welt wie einen kleinen, weißen Elefanten. Unentwegt tanzte er seinen Eltern auf den Nerven herum und zeterte: »Ich will einen kleinen, weißen Elefanten! Ich will einen kleinen, weißen Elefanten!« Ewald steigerte sich so sehr in sein Verlangen hinein, daß er fest davon überzeugt war, er könne ohne einen kleinen, weißen Elefanten nicht mehr glücklich sein. Schließlich waren seine Eltern die Schreierei leid und schenkten Sohnemann zum Geburtstag den heißbegehrten kleinen, weißen Elefanten.

Da war die Freude groß. Den ganzen Tag über wurde mit dem Elefanten herumgetollt. Es war ein Weibchen, und Ewald taufte es auf den total bescheuerten Namen *Schneebiene.*

Unentwegt wurde Schneebiene geritten, am Rüssel gezogen und in die Ohren gekniffen. Artig ließ sie alles mit sich machen, und gegen Abend beherrschte Schneebiene schon die ersten Kunststückchen. Sie wollte eine gehorsame und lernwillige kleine Elefantenkuh sein.

Doch gleich am nächsten Morgen begann der Verdruß. Denn mit dem Geschenk hatten die Eltern die Auflage verknüpft, daß Ewald sich von nun an auch um den kleinen, weißen Elefanten kümmert. Das gefiel dem Jungen überhaupt nicht.

Er mußte Schneebiene füttern, waschen, pflegen und – was ihm am meisten stank – den Mist beseitigen, den sie hinten fallen ließ. Zudem wollte Schneebiene unentwegt geritten und mit einem Stock durch den Garten getrieben werden. Schnell verflog die Begeisterung, zumal Ewald kaum noch Zeit fand für seine anderen Hobbys.

Ewald begann, Schneebiene zu vernachlässigen. Er spielte – wie früher – wieder viel Fußball und traf sich häufig mit seinen Kumpanen aus der Pfadfindertruppe. Dafür trompetete ihm nachts der kleine, weiße Elefant die Ohren voll.

Das Ganze eskalierte. Wie, das überlasse ich gerne Ihrer Phantasie ...

Dafür erspare ich Ihnen den Besinnungsaufsatz: Was hat uns diese Geschichte zu sagen?
Ich glaube, daß jeder dominante Mann in irgendeinem düsteren Winkel seiner Seele zumindest für einen kurzen Moment auch von einer Schneebiene träumt, die vierundzwanzig Stunden am Tag und sieben Tage in der Woche nur für ihn da ist. Mit der er rund um die Uhr alles machen kann, wonach ihm der Sinn steht.
Manche Männer sind sogar so tollkühn und suchen expliziert nach einer 24/7-Sklavin. Müssen *die* Zeit haben. Oder sie haben noch nie den sogenannten Samsonite-Effekt in Echtzeit erlebt.
Sie liegen nach einem harten Arbeitstag faul auf der Couch und warten auf den Anpfiff des Champions-League-Spiels: Bayern München gegen Real Madrid.
Es klingelt. Mißgelaunt – ob der Störung – öffnen Sie die Wohnungstür. Ihre kleine, weiße (oder dunkelhäutige) Sklavin wirbelt in Ihre Diele, läßt die beiden Hartschalenkoffer fallen, leckt Ihnen das Gesicht (und wer weiß was sonst noch) ab und sabbert in Ihr Ohr: »Mein Herr und Gebieter, ich will für immer und ewig bei Ihnen bleiben.«
Na dann: Viel Vergnügen!

Ja, ja – ich höre Sie schon wieder nörgeln: Das ist doch alles viel zu übertrieben.
Nicht ganz. Ich kenne einen derart gelagerten Fall. Und ich mußte mir am Telefon (von IHM!) stundenlanges Gezeter anhören, wie es nun weitergehen solle, und er könne doch nicht, und überhaupt, so habe er das alles nicht gemeint, als sie so schön geschrien habe unter der neuen Peitsche und er zu ihr gesagt habe ...

Damit Ihnen Ähnliches erspart bleibt, gehen Sie nun bitte in sich und halten das Ergebnis schriftlich fest – damit Sie sich später (vor sich selbst) nicht herausreden können.
Sie können auch gerne einen dicken Strich durch den Kasten machen. Nur schauen Sie sich diese Seite in ein paar Monaten noch einmal an – statt Ihrem Freund die Ohren vollzujammern.

Wieviel Zeit und Kraft bin ich – alles in allem – bereit, in meine neue SM-Beziehung zu investieren?

Nachdem wir diesen fundamentalen Punkt abgehakt haben, können wir uns wieder ganz dem Allnächtlichen zuwenden, das auf uns wartet, bevor der Morgen graut.

Wenn Sie an dieser Stelle eine ausführliche Liste erhoffen mit Tips und Vorschlägen für phantastische Inszenierungen, muß ich Sie leider enttäuschen. Dies würde den Rahmen meines Buches sprengen.
Schmökern Sie ein wenig in den Werken, die ich im Anhang aufgelistet habe. Dort finden Sie sicher die eine oder andere Anregung.

Wir gehen für den Rest dieses Buches von folgendem aus: Die erste Begegnung ist für beide Seiten überaus erfreulich verlaufen. Sei es im Restaurant oder bei Ikea am Flutlichtmast. Welche – möglicherweise selbst gespannten – Fallstricke warten danach auf den Jäger? Oder positiv gewendet: Welche Lichtungen und Auen kann er mit dem eingefangenen Wild aufsuchen, um sich weiterhin erfolgreich als der Traum-Dom in Szene zu setzen?
Im Grunde kann ich alle Überlegungen, die mir hierzu wichtig sind, anhand von SSCF (safe, sane, consensual, fun) erörtern. Dabei läßt sich keiner dieser vier Begriffe isoliert behandeln, sondern jeder hängt mit jedem zusammen wie die Teile

eines Puzzles. Dieses Bild bietet zudem den Vorteil, daß Sie es um weitere Bausteine, die Ihnen vielleicht sonst noch einfallen, erweitern können.

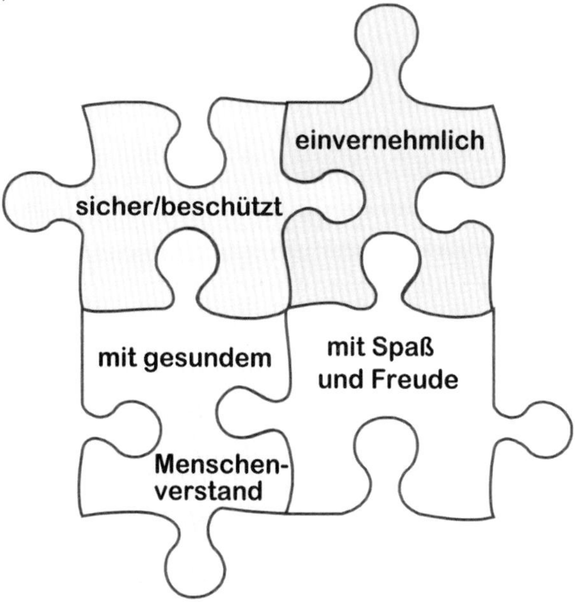

Safe (sicher/beschützt) meint in erster Linie die Sicherheit vor Ansteckungen. Ein wichtiges Thema bei der Sexualität – ob es Ihnen gefällt oder nicht – ist und bleibt AIDS. (Sie können auch Hepatitis hinzufügen.)

Mir ist sehr wohl klar, daß ein Kondom nicht zwangsläufig lustfördernd ist. Aber es ist erforderlich; zumindest am Anfang einer Beziehung.

Natürlich kenne ich auch das Argument: Wenn im Konzertsaal die Musik einsetzt, stecke ich mir ja auch keine Gummipfropfen in die Ohren. Stimmt. Doch Sie sitzen nicht im Konzertsaal, sondern liegen, stehen oder hocken mit Ihrer Neuen im Bett, an der Kellerwand oder auf dem Küchenboden.

Wenn es Ihnen dabei hilft, die Vernunft walten zu lassen, müssen Sie ja kein langweiliges Standard-Kondom verwenden. Lassen Sie Ihre Phantasie mit erblühen. Es gibt so köstliche Ausführungen mit Hörnern, Noppen und Hahnenkämmen,

die Sie als nützliches Accessoire in Ihre Inszenierung einbauen können.
Es ist kein Zeichen von Dominanz, seinen Meisterschwanz ungeschützt in den Schoß einer neuen Sklavin zu stecken. Es ist schlicht rücksichtslos und dumm.
Außerdem: Sollte sich herauskristallisieren, daß aus der Geschichte eine stabile und monogame Dauerbeziehung wird, können Sie gemeinsam auch eine andere Entscheidung fällen.
Über den rein gesundheitlichen Aspekt hinaus, umfaßt *safe* zudem die beschützende Fürsorge, die Sie für Ihre Sklavin übernehmen. Damit meine ich nicht, daß Sie nachts – wenn Sie die Ihre in den Armen halten – schnarchen sollen, um die bösen Wölfe vom Bett fernzuhalten. Beschützen heißt, Verantwortung zu übernehmen für Ihre Sklavin. Alles Böse von ihr fernzuhalten. Abgesehen natürlich von dem Bösen, das *Sie* ihr zufügen.
Diese Fürsorge (neudeutsch: master care) wird dann um so wichtiger, so Sie beginnen, in Grenzbereichen zu spielen. Grenzen zu verschieben oder bisher geltende Grenzen gemeinsam zu überschreiten.
Mit Blick auf unsere vier anwesenden Frauen halte ich besonders bei Manuela Fürsorge für unerläßlich – um das Mädchen vor sich selbst zu schützen. Denn ich vermute, daß Manu manchmal sehr viel mehr will, als sie verkraften kann.
»Woher willst du das wissen?« faucht Manu vom Kreuz und tritt mit einem Bein in die Luft.
Ich muß es nicht unbedingt wissen. Es reicht aus, daß ich es vermute. Gemeinsam können wir dann überprüfen, ob meine Vermutung stimmt.
»Rechthaberischer Wichtigtuer!«
Rief der Hase und rannte unter die Dampframme.

Punkto Dampframme: Kehren wir noch einmal zurück zu unserem liebsten Körperteil. Es zunächst einmal zu kondomisieren, darauf haben wir uns geeinigt. Aber mal so ganz unter uns – ich rutsche Ihnen ein bißchen auf die Pelle und spreche leiser, unsere Damen müssen ja nicht *alles* mitbekommen –, also ... Hängen Sie etwa immer noch dem Irrglauben nach, Mann könne eine Frau ausschließlich mit seinem Glied be-

glücken? Ich denke jetzt nicht an Dildos, Vibratoren oder irgendwelchen Kugelkram, den Sie Ihrer Liebsten statt dessen einführen sollen. Sondern an unsere zehn anderen schönen Glieder, die Zunge nicht zu vergessen.
Sehen wir der Realität doch mal ganz emotionsfrei ins Auge: Selbst wenn wir uns in Hochform befinden (wovon ich stets ausgehe), selbst beim ultageilsten Fick – irgendwann ist Hängen im Schacht. Ob uns das nun paßt oder nicht.
Damit aber nicht genug. Die Frauen könnten noch viel länger ertragen und würden es auch gerne tun. Dummerweise wurde der multiple Orgasmus bei der Erschaffung der Menschheit den Frauen zugelost.
Doch es kommt noch schlimmer: Sexualwissenschaftler haben herausgefunden (ich wäre gern dabei gewesen), daß bei einer Frau allein durch das Wissen um die Endlichkeit der prallen Erektion eine unterbewußte Sperre aufgebaut werden kann, die sie daran hindert, selbst bis zum Äußersten zu gehen. Waren die eingeführten Testobjekte jedoch so beschaffen, daß keinerlei Einbußen an Größe und Härte befürchtet werden mußten, dann ging's bis zur Bewußtlosigkeit der Probandinnen.
Leuchtet irgendwie ein. Ich möchte auch nicht durch die schier endlose Prärie jagen auf einem Pferd, das plötzlich schrumpft. Sie etwa?
Bevor Sie mir jetzt wutentbrannt Ihren Drink ins Gesicht schütten oder das Buch zerreißen, hören Sie mir erst einmal weiter zu.
Nichts gegen eine innige Vereinigung in tiefer Liebe, bei der beide den vielbeschworenen gemeinsamen Höhepunkt erleben. Nichts gegen ausgiebiges Rammeln noch vor dem Frühstück. Nichts gegen einen schnellen Unterwerfungsfick, mit dem sich die Sklavin bedankt für die fünfzig Peitschenhiebe, die sie zuvor empfangen durfte.
An all dem rüttelt ja niemand. Nur wir, die (angehenden) Meister, beherrschen noch mehr. Und wir besitzen das Format, vergleichende Untersuchungen durchzuführen und daraus unsere Schlüsse zu ziehen. Es muß ja nicht gleich in der ersten Nacht geschehen.
Nachdem Sie die Eingefangene besser kennen, probieren Sie einfach mal folgendes Experiment aus: Sie fesseln Ihre Skla-

vin ausgestreckt auf dem Bett an Händen und Füßen so, daß Sie bequem danebensitzend ihren Schoß erreichen können. Sie erlautern ihr, in den nächsten Stunden kämen nur Ihre Hän de und Ihre Zunge zum Einsatz, und mit dem Spiel sei erst dann Schluß, wenn Sie von ihr hören: »Mein Gebieter, ich kann nicht mehr. Wie darf ich dir danken?«

Dann legen Sie los. Erst mit einem Finger, dann mit zweien und dreien. Ihre andere Hand kann sich ja an der Sklavin Brüste – oder wo immer Sie wollen – vergnügen. Der Phantasie sind keine Grenzen gesetzt. Schenken Sie ihr großzügig ein paar Orgasmen, bevor Sie auch mit den restlichen Fingern eindringen. Bringen Sie für die nächsten Höhepunkte Ihre Zunge und Ihren Mund ins Spiel. Spalt und Kitzler sind lohnende Objekte für die gustatorische Wahrnehmung. (Sie erinnern sich?) Bald werden Sie aufhören, die Orgasmen Ihrer Sklavin zu zählen. Sollte Ihnen irgendwann das Handgelenk schmerzen, vom vielen Hin- und Herdrehen, oder die Zunge erlahmen, ignorieren Sie es einfach und machen trotzdem weiter. Denken Sie an das, was Sie selbst immer so gerne zu Ihrer Sklavin sagen: Schmerz kann so schön sein.

Ob Sie allerdings Ihre ganze Faust einführen, sollte davon abhängen, wie groß Ihre Hand ist und wie klein der Sklavin Pforte. Sicher, es ist ein Inbegriff von Macht, die eigene Faust im Körper einer Frau zu haben. Doch nur dann, wenn wir dadurch nicht zerstören, was wir begehren. Ein bißchen Vernunft sollte auch bei diesem Experiment walten.

Womit wir bei *sane* wären. Dem gesunden Menschenverstand. Dem Vollbesitz der geistigen Kräfte. Und wenn wir das Puzzlestück *sane* etwas größer zeichnen, paßt ein weiteres Wort mit hinein: nüchtern. Frei von Alkohol und Drogen. Dazu erst einmal wieder eine Begebenheit aus meinem Leben.

Ich ging einmal mit einer Frau – nennen wir sie Lore –, die mit unseren Neigungen eigentlich nichts anzufangen wußte. Sagte sie jedenfalls. Trotzdem gelang es mir, mit einer Mischung aus Beharrlichkeit und Penetranz, sie für die Lust am Schmerz zu interessieren. Ich schlug ihr vor, falls sie es einmal ausprobieren wolle, solle sie ein Zeichen geben mit den Worten: Sei hart und erbarmungslos zu mir.

Wir verbrachten einen rundum harmlosen Abend (zum Glück mit Cola und Saft), bis Lore auf einmal im Bad verschwand und kurz darauf nackt vor mir erschien, sich vor mich hinkniete und flüsterte: »Bitte, sei hart und erbarmungslos zu mir.«
Ich muß Ihnen gestehen, ich hätte damals – lange bevor ich anfing, über mein Treiben nachzudenken – auch dann nicht widerstehen können, wenn wir zuvor eine Flasche Rotwein geleert hätten. Aber der Heilige Sebastian hielt schützend seine Hände über uns.
Also führte ich Lore zum Bett und fesselte sie an Händen und Füßen mit Seilen an den Bettrahmen. Bei allem, was ich mit ihr anstellte, forderte ich sie zuvor auf, mich laut und deutlich darum zu bitten.
Ich war erstaunt, wie heftig der Wunsch nach Schmerz aus ihr hervorbrach. Peitsche und Klammern reichten ihr bald nicht mehr. Sie bettelte darum, in ihrem Schoß den Stiel eines Hammers, einen Meißel und schließlich eine Feile zu spüren. Ihr Körper spiegelte die pure Leidenschaft; sie schrie vor Lust, als die Feile ihre Schamlippen teilte.
Bis plötzlich und unerwartet das straff gespannte Band der Lust zerriß.
Binnen einer Sekunde stand Lore nur noch die Panik ins Gesicht geschrieben. Alles an ihr verkrampfte vor Angst. Sie bekam einen Weinkrampf und stieß wirre Laute aus.
Instinktiv warf ich die Feile fort, löste sofort alle Fesseln und nahm Lore in den Arm. Neue Weinkrämpfe schüttelten ihren Körper, und sie klammerte sich an mich wie ein kleines Kind bei Sturm und Gewitter. Die einzigen Worte, die ich ihrem Schluchzen entnehmen konnte, waren »Damals ...« und »Papa ...«.
Auch nachdem Lore sich langsam beruhigt hatte, war sie nicht in der Lage, mir mehr zu sagen. Und sie wollte es auch nicht. Ebenso nicht in der ganzen Zeit, die unsere Beziehung noch gedauert hat. Wir haben nie wieder über diese Nacht gesprochen und nie wieder zusammen *gespielt*.
Ich bin mir sehr sicher: Einzig und allein die Tatsache, daß ich mit maximaler Geschwindigkeit (bedingt durch 0,0 Promille) reagiert und die Fesseln gelöst habe, hat damals eine größere Katastrophe verhindert.

Sicher, Sie können mir vorhalten, ich hätte mich nie im Leben gleich beim ersten Mal auf so ein heftiges Spiel einlassen sollen. Möglicherweise haben Sie recht. Ich habe es auch kein zweites Mal getan. Doch dieser Einwand darf uns nicht dazu verleiten, uns aus der Verantwortung zu stehlen bezüglich unseres Alkoholpegels. Daß damit auch alle anderen *Freizeitdrogen* vom Tisch sind, bedarf wohl keiner weiteren Diskussionen.

Sollten wir nicht aber unserer Spielgefährtin beispielsweise ein Glas Champagner anbieten? Zur Auflockerung oder zur Entspannung? Gewiß fallen Ihnen noch andere salbungsvolle Worte ein. Achten Sie aber darauf, daß Ihnen dabei nicht das Mehl von der Pfote rieselt.

Ich selbst werde keinen Alkohol (mehr) vor einer ersten Session offerieren. Denn zweimal mußte ich erfahren, welch verheerende Wirkung schon nach dem ersten Glas einsetzte, ohne daß das Spiel überhaupt begonnen hatte. Solange ich nicht in rundum harmlosen Situationen erlebt habe, daß ein oder zwei Glas Wein keine Dramen heraufbeschören, gestatte ich einer Sklavin nicht, vor dem Spiel etwas Alkoholisches zu trinken.

So bin ich. Das gehört zu meiner Authentizität und zu meiner Konfrontationsfähigkeit. Frau kann es akzeptieren oder es bleiben lassen.

Daraus mache ich keinen Leitsatz. Ich bitte Sie nur, Ihrer Persönlichkeit entsprechend auch hier echt zu sein – und die möglichen Konsequenzen zu tragen.

Zum Puzzlestück *sane* zähle ich ferner alles, was mit der psychischen Gesundheit zusammenhängt.

Jeder von uns hat in seinem Leben die unterschiedlichsten Verletzungen erfahren. Die meisten davon haben wir vergessen (besser gesagt: verdrängt); einige sind uns stets bewußt. In beiden Fällen sinnt unsere Seele nach Genugtuung – im schlimmsten Fall nach Rache. Das Problem dabei ist nur: Diejenigen, die uns die Verletzungen zugefügt haben, sind selten oder gar nicht mehr greifbar. Also bekommen Unschuldige das ab, was sie nun wirklich nicht verdient haben.

Wenn wir unsere sadomasochistischen Neigungen ausleben, spielen wir in Grenzbereichen der Liebe. Es besteht die Ge-

fahr, in die schwärzesten Brunnenschächte unserer Seele zu stürzen – und unsere Partnerin mitzureißen. Schnell sind wir bereit – meist ohne es uns klarzumachen –, die Neue dafür büßen zu lassen, was die Alte uns angetan hat. Oder für traumatische Erlebnisse aus unserer Kindheit.
Aber SM-Inszenierungen sind kein Therapieersatz, um unsere Verletzungen abzuarbeiten. Lernen wir also, einer Sklavin das zu verzeihen, was sie uns *nicht* angetan hat.
Natürlich gleicht es einer fast übermenschlichen Anstrengung, all das in unserer Seele, unserem Kopf und unserem Herzen stets auseinanderzuhalten. Doch wir kommen nicht umhin, es zumindest zu versuchen – so wir uns auf den Weg machen vom Dom zum Meister.
Umgekehrt sind auch wir nicht davor gefeit, daß eine Sklavin uns das heimzahlt – meist auf äußerst subtile Weise –, was ein anderer (Dom) ihr zugefügt hat. Frauen verfügen nicht nur dort über die Eigenschaft, Nadelstiche sehr viel präziser und gemeiner zu verabreichen, als wir es vermögen bei unseren Nadelungen ihrer Brüste und Schöße.
Da hilft nur eines: Sie machen das, was Sie wahrnehmen, zum Thema. Sie zeigen aufrichtiges Verständnis. Doch Sie grenzen sich deutlich ab gegen alles, was bislang geschehen ist. Konfrontieren meint ja nicht nur den Angriff, sondern auch das Aufzeigen von Grenzen
Eine hilfreiche Formulierung hierfür ist: Ich erlebe dich jetzt sehr eigenartig. So, wie du dich mir gegenüber verhältst, kannst du nicht mich meinen. Für alles, was vor unserer Zeit geschah, trage ich keine Verantwortung. Mit uns beginnt eine neue Ära. Bitte, respektiere das. Wenn du mit mir über das, was war, reden möchtest, höre ich dir aufmerksam zu. Als dein neuer Herr.
In welchem Maße Sie Ihre Sklavin anschließend für deren Verhalten *bestrafen*, sollte einzig und allein davon abhängen, ob dies einvernehmlich geschieht.

Consensual (einvernehmlich) fußt auf Freiwilligkeit und wird gekrönt von dem sicheren Gefühl, daß nichts gegen den erklärten Willen geschieht.
Die Freiwilligkeit wird von der Sklavin kundgetan, indem sie ihrem Herrn frei und willig dient – nicht selten unter Schmer-

zen. Daß *frei* mitunter die totale Gefangenschaft bedeuten kann, sei dahingestellt – ganz wie es beiden beliebt. Der Wille signalisiert den Antrieb, durch den eine Sklavin von sich aus den Weg in die Abhängigkeit antritt.
Natürlich läßt sich eine (vermeintliche) Freiwilligkeit auch durch subtilen körperlichen oder seelischen Druck erzwingen – besonders dann, wenn Dom und Sklavin nicht über das gleiche Ausmaß an Erfahrung verfügen.
Allerdings wußten schon die alten römischen Feldherrn: Wer mit Spießen regiert, sitzt auf Spießen.
Da legt Mann doch lieber seine Dom-Füße auf den freiwillig gebeugten Rücken der Sklavin.
Das sichere Gefühl soll das Code-Wort gewährleisten – zumindest bis beide Partner so vertraut miteinander sind, daß es überflüssig wird. Nun ist das mit dem Code-Wort so eine Sache, da es nicht selten die Phantasielosigkeit von Chatnamen noch weit übertrifft. Ich sage nur: Mayday, Stop oder Aus (die Maus).
Den absoluten Tiefpunkt stellt für mich die Ampelsprache dar: »Grün.« (Das ist schön, mach bitte weiter.) »Gelb.« (Vorsicht, es wird kritisch.) »Rot.« (Schluß, auf keinen Fall weiter.) Da kann ich nicht mehr an raffinierten Sex denken, sondern nur noch an Claudia Roth, Guido Westerwelle und Ulla Schmidt. Womit jegliche Stimmung – mit Verlaub gesagt – im Arsch ist. Tun Sie dergleichen weder sich an noch Ihrer Partnerin.
Selbst wenn Ihre mentale Kreativabteilung Wörter ausgräbt wie: Gummibärchen, Praxisgebühr oder Hühnerpest – das ändert kaum etwas an der Sache. Ein schnödes Code-Wort, das eine Session beendet, hat die gleiche Wirkung wie ein Knallfrosch im letzten Takt einer Symphonie.
Wenn ich mich mit meinem Gemeckere so weit aus dem Fenster lehne, erwarten Sie von mir zu Recht einen Vorschlag, wie man es denn besser machen sollte.
Das Zauberwort heißt wieder einmal: Phantasie. Lassen Sie den Schluß aus dem Spiel heraus entstehen.
Zwingen Sie Ihre Sklavin einvernehmlich, etwas zu tun (beispielsweise Ihren Lieblingspudding aus einem Freßnapf zu schlecken) – und sie weiß, die Hiebe kommen nicht mehr härter, so sie endlich gehorcht.

Jede Art von Verhörspielen (in der Schule, bei der Polizei oder vor der Heiligen Inquisition) findet ihr Ende, sobald die Delinquentin gesteht.
Die Klammern werden erst dann von den Nippeln und Schamlippen gelöst, und es tropft kein weiteres Wachs mehr auf Brüste und Schenkel, wenn die Sklavin Ihnen ewige Treue schwört.
Stecken Sie Ihrer Sklavin eine Socke in den Mund, oder einen Slip. Wenn sie den Knebel ausspuckt, heißt das: Ich kann nicht mehr.
Mit solchen Inszenierungen heben Sie sich von der Konkurrenz ab. Damit geben Sie der Neuen eine aussagekräftige Information, was Sie alles vermögen im Unterschied zu Ihren Vorgängern.
Zu *consensual* zählt ebenfalls das haarige Thema Rasur. Ich will nicht im Geringsten an dem Fundament rütteln, in dem gemeißelt steht: Unterhalb der Wimpern hat sich kein einziges Haar am Körper einer Sklavin zu befinden.
Nur bringen Sie dieses Thema nicht in der ersten Nacht aufs Tapet. Besonders nicht bei einer Anfängerin.
(Anfängerin – welch ein schönes Wort. Man muß es sich auf der Zunge zergehen lassen wie eine Champagnertrüffel. *Anfängerin*. Entschuldigung, ich schweife ab.)
Also: Eilen Sie nicht sofort ins Bad und kommen mit Schere, Pinsel, Schaum und Naßrasierer zurück, so Sie ein lockiges Vlies auf dem Schoß Ihrer Bettgenossin erspähen.
Für manche Frauen ist dies der letzte Rest an Scham, den sie sich – zumindest eine zeitlang – noch bewahren wollen. Machen Sie daraus keine Grundsatzdiskussion, bei der es letztendlich einen Verlierer geben muß. Eine Sklavin will sich gerne in den Armen ihres Herrn verlieren; doch als Verliererin will sie nicht dastehen.
Abgesehen davon: Möchten Sie gerne eine Verliererin zu Ihren Füßen liegen haben?
Zeigen Sie Geduld und Größe, und warten Sie ab, bis Sie dieses wunderbare Spiel der ersten Rasur – die vollkommene Nacktheit – geschenkt bekommen. Es ist wie eine zweite Defloration. Machen Sie daraus keine Vergewaltigung.
Und außerdem: Vielleicht haben Sie mit der Dame ja noch viel Bedeutsameres vor. Wer erst im passenden Moment rasiert,

der wird auch zur rechten Zeit seinen Natursekt kredenzen, Tattoos plazieren sowie Brustwarzen und Schamlippen beringen. Und irgendwann einvernehmlich sein unauslöschliches Zeichen in die Haut seiner Sklavin brennen. Als Zeichen ewigen Besitzes – und ewiger Liebe.
Punkto Liebe: Kommen Sie Ihrer Sklavin bitte nicht mit der Plattheit, anal sei die Abkürzung für: alles nur aus Liebe.
Und vergessen Sie auch den dämlichen Satz: Sobald es der Frau zu gefallen beginnt, soll man sofort damit aufhören.
Beides hat nichts – aber auch gar nichts – mit Stil zu tun. Denn nicht zu Unrecht nennt man die von der Rosette umkränzte Pforte *die letzte Bastion*. Diese sollte weder geschleift noch niedergebrannt werden wie eine mittelalterliche Stadt während des Dreißigjährigen Kriegs. Halten Sie lieber wie ein stolzer Herrscher Einzug in Ihre neue Kolonie, die sich Ihnen einvernehmlich unterworfen hat. Lobpreisen Sie diese Entscheidung, indem Sie zuerst mit der Peitsche Ihre Zeichen auf die beiden Hügel brennen, die zitternd auf Sie warten. Salben Sie zärtlich den Eingang der Pforte. Dann fällt die letzte Bastion wie von selbst. Bereiten Sie Ihre Sklavin darauf liebevoll vor.
Doch bis dahin ist es noch ein langer Weg. Der fast immer über das Herz der Begehrten führt. Und das Herz einer Frau gewinnt man bekanntlich am besten mit Humor.

Damit sind wir beim vierten und bisher letzten Puzzleteil angelangt: *Fun* (Spaß/Freude). Sex sollte in erster Linie Freude bereiten – und zwar Lebensfreude.
Wer gerne schwarze Kleidung trägt und meist mit todernstem Gesicht durchs Leben schreitet, sollte sich lieber gleich bei einem Bestattungsunternehmen bewerben. Vielleicht findet er dort, was er sucht. (Um mich juristisch abzusichern, weise ich darauf hin: Dies ist keine Aufforderung zur Nekrophilie.)
Die Sache mit dem Spaß, der Freude und dem Humor hat allerdings einen großen Haken: Man kann nicht daraufhin trainieren. Ich will nicht soweit gehen und behaupten: Man hat's, oder man lernt's nie. Ich melde nur meine Zweifel an, ob man aus einem Stockfisch einen charmanten und humorvollen Eroberer machen kann.

Da nützt es wenig, wenn Sie Hunderte von Witzen auswendig lernen und zahllose Gags oder Slapstick-Nummern einüben. Damit werden Sie kein Dom, sondern höchstens ein Clown. Im schlimmsten Fall machen Sie sich zum Affen.
Humor – besonders schwarzer – kommt nicht mit dem Vorschlaghammer daher. Er wird kredenzt wie ein edler, alter Wein. Er durchsticht nicht der Dame Trommelfell; er kitzelt dezent jenen schon erwähnten Punkt zwischen den Ohren.
Probieren Sie doch mal im Brief oder am Telefon einen Satz aus im Stile von: »Ich möchte hören, wie es klingt, wenn Sie lachen.« Das eröffnet sehr viel mehr Möglichkeiten als ein: »Ich will dich schreien hören, wenn ich dich peitsche.«
Vielleicht haben Sie ja Glück und bekommen eine listige Antwort à la: »Dann bringen Sie mich zum Lachen – mit Worten oder einer Feder.« Darauf läßt sich aufbauen.
Beim Humor bzw. Spaß besteht leider nicht selten die Gefahr, in Ironie oder gar Zynismus abzugleiten. Letzterer ist immer verletzend – für den anderen. Ironie hinterläßt nur dann einen guten Eindruck, so es sich dabei um Selbstironie handelt.
Wenn man seiner Sklavin auch mal zeigt, daß Mann über sich selbst lachen kann. Da wird sie gerne fröhlich einstimmen, und Sie können (mit einem Augenzwinkern) eine probate Erziehungsmaßnahme einleiten, um der Geliebten zu zeigen, was angemessenes Benehmen einem Dom gegenüber ist.
Lachen Sie also nicht *über* Ihre Sklavin, lachen Sie *mit* ihr. Machen Sie es mit Stil, Niveau, und seien Sie dabei authentisch. (Wie bei allem anderen auch.)
Zur Freude in einer Beziehung gehört es weiter, seiner Sklavin von Zeit zu Zeit Komplimente zu machen. Sagen Sie ihr beispielsweise, daß sie die schönste Sklavin ist, die Sie sich vorstellen können. (Bitte nicht: ›... die ich je hatte.‹) Es gefällt keiner Frau, wenn sie mit anderen verglichen wird.
Zudem können Sie die Dame damit kaum anspornen, besser zu werden – es wäre einfach nur ein fauler Trick und daher weit unter Niveau.
Hingegen wird eine Aussage wie ›Du nimmst einen wichtigen Platz ein in meinem Leben.‹ wahre Wunder bewirken.
Sie müssen ihr ja nicht unters vorwitzige Sklavinnennäschen

reiben, daß Sie ganz verrückt nach ihr sind und sich ein Leben ohne sie ...
Nein, übertreiben sollen Sie es auch nicht! Treiben reicht völlig aus – heftig, liebevoll, grausam, zärtlich, mit Phantasie und Stil und Niveau ... (Sie wissen schon.)

An dieser Stelle sollten eigentlich wieder die Scheinwerfer aufflammen und Ingemarie auf der Bühne erscheinen. In einem überaus aufreizenden Soho-Fummel. Musik hätte eingesetzt und unsere hinreißende Barkeeperin hätte mit größter Begeisterung aus der Drei-Groschen-Oper *Die Ballade von der sexuellen Hörigkeit* gesungen. »(...) wer kocht ihn ab, der alle abkocht? Weiber.«
Bedauerlicherweise verstehen die Brecht-Erben – bei denen noch alle Rechte liegen – mit so etwas keinen Spaß. (Der Abdruck des Textes hätte vermutlich mein gesamtes Autorenhonorar verschlungen.)
Insofern bleibt Ihnen nichts anderes übrig, als sich den Text zu besorgen. Vielleicht haben Sie den kompletten Brecht daheim im Bücherregal stehen. Dann malen Sie sich selbst Ingemaries Auftritt aus – in Farbe und mit viel Liebe zum Detail.
»Das ist ja sehr interessant«, tönt es hinter der Bartheke.
»Den ganzen Abend darf ich für Sakow schuften. Nur wenn es darum geht, meinen Auftritt zu finanzieren, dann knausert der Herr.«
Schönste aller Champagnerköniginnen, wenn ich dein *Herr* wäre, dann verpraßte ich mein Honorar mit dir in einer einzigen Nacht. Aber so ...
Es scheint, als griffe sie zu einem Glas, um damit nach mir zu werfen.
In diesem Fall muß ich von der Macht des Autors Gebrauch machen und dies unterbinden – es ginge wirklich zu weit.

Damit Sie bei all dem Schabernack nicht auf dumme Gedanken kommen, wartet mal wieder Arbeit auf Sie. Da ich in diesem Kapitel keine Leitsätze vorgegeben habe, ist es Ihre Aufgabe, zu jedem der vier Puzzleteile Ihren ganz persönlichen Leitsatz zu formulieren – für die erste Nacht ... und den Morgen danach.

safe (sicher/beschützt):

sane (mit gesundem Menschenverstand):

consensual (einvernehmlich):

fun (mit Spaß und Freude):

Wenn ich Ihnen über die Schulter schaue und lese, was Sie in Ihr Buch geschrieben haben, komme ich mir langsam über-

flüssig vor. Anscheinend sind Sie bestens gerüstet für alles, was auf Sie zukommen kann – am Morgen danach.
Beispielsweise: Sie wachen auf, aber neben Ihnen wird noch selig weitergeschlafen. Oder Ihr Kopf steckt noch tief im Kissen, und hinter Ihrem Rücken wälzt sich schon jemand munter hin und her. Sie tranen wie üblich im Dreiviertelschlaf ins Bad, um im Stehen zu pinkeln, die Klobrille ist aber besetzt. Der gedeckte Frühstückstisch, mit dem Sie überrascht werden sollen, erhebt Ihre Wohnung zum Zentrum der Chaostheorie. In der Diele stolpern Sie über fremde High-Heels, Ihre Lieblingspeitsche hängt am falschen Haken, die Zahnpastatube ist offen ... die Morgenerektion ... das Klingeln eines fremden Handys ... NDR 2 statt Klassik Radio ... fröhlicher Gesang, weil der Knebel verschwunden ist ...
Sie werden das alles schon optimal in den Griff bekommen; da bin ich mir ganz sicher.
Abgesehen davon hat eine Beziehung zwischen Mann und Frau spätestens nach der ersten Nacht eine solche Komplexität erreicht, daß es unmöglich ist, alle Eventualitäten durchzuhecheln.
Was bleibt also noch zu tun?
Erst einmal blicken wir auf die Uhr und stellen fest, daß auch unsere erste Nacht vorüber ist. Wir sollten die Bar verlassen. Frische Morgenluft wird uns allen guttun. Die Frauen werden uns noch ein Stück begleiten.

Nora, erhebe dich von deinem Teppich.
Sie legt ihre Handflächen gegeneinander; die Finger zeigen nach oben, als wollte sie beten. Sie verneigt sich vor mir.
»Ich danke dir, daß ich mitspielen durfte.«
Noch sind wir nicht am Ende.
Ich reiche Nora meine rechte Hand und helfe ihr aufzustehen. Sie richtet ihren schwarzen Gürtel aus und streicht die weiße Seidenjacke glatt, die ihr bis zu den Knien fällt. Erst jetzt zeigt sie uns ihre schönen Beine. Sie glänzen wie weißer Marmor. Ihre Füße stecken in schneeweißen Söckchen. Sie schlüpft in ihre Mokassins. Steht stolz – und ist doch voller Demut.
Ich klinke die Zylinder aus den Ringen an Manus Schamlippen und löse die Eisenkugeln von den Krokodilen.

Sie kennt den Schmerz, der gleich durch ihre Nippel stechen wird, wenn ich die Klammern entferne.
Manuela beißt die Zähne zusammen, will mir nicht den Triumph gönnen, sie schreien zu hören – weder vor Schmerz noch vor Lust.
Ich biege die Klammern ein wenig hin und her, schaue dabei in ihre grünen Augen. Auch Manu ist stolz – stolz im Schmerz. Gleichzeitig öffne ich die Mäuler der Krokodile. Ihre Brüste zittern. Sie preßt die Knie aneinander. Ihr Becken bebt. Aber kein Laut entweicht ihrem Mund.
Ich tätschele ihre Wangen und wische den Schweiß von ihrer Stirn. Dann befreie ich Manu aus den Lederfesseln, die ihre Arme am Kreuz hielten.
Von meinem Requisitentisch hole ich ein schwarzes Cape und ein Paar Stiefeletten aus grauem Leinen.
»Is' jetzt Karneval angesagt?«
Draußen dürfte es ziemlich frisch sein.
»Steck dir die Klamotten in den Arsch.«
Von mir aus kann deine triefende Hexenfotze zufrieren.
Ich werfe Manuela Cape und Schuhe vor die Füße.

Daniela, du hast uns vor ein paar Stunden von deiner Begegnung mit Kollek erzählt. Du nanntest es eine Art Déjà-vu. Mir schien, es hatte viel mit dem zu tun, was ich als *Schlüsselerlebnis* bezeichne.
Vorhin wolltest du nicht weiter darüber sprechen, sagtest aber: Vielleicht später.
Möchtest du uns, bevor wir aufbrechen, von deinem Schlüsselerlebnis erzählen?
Unruhig rutscht Daniela im Sessel hin und her, fummelt am Ausschnitt ihrer Bluse herum.
Du mußt es nicht tun. Sprich nur, wenn du es wirklich willst.
»Ja ... im Prinzip schon ... nur ...«
Was hindert dich daran?
»Nichts.« Sie lächelt flüchtig, fährt mit einer Hand durch ihr blondes Haar. »Eigentlich nur ich selbst.«
Was würde es dir leichter machen?
»Eine Zigarette.«
Kein Problem.

Ich greife in mein Jackett, zaubere eine Packung Menthol-Zigaretten hervor und klopfe eine heraus.
Sie lacht. »Danke, OldNick.« Nimmt die Zigarette.
Ich gebe Daniela Feuer.
Sie inhaliert und lehnt sich im Sessel zurück.
Laß dir Zeit, niemand drängt dich.
»Ist schon in Ordnung.«
Ich reiche ihr einen kleinen Aschenbecher, damit sie sich auch mit der anderen Hand an etwas festhalten kann.
»Es geschah während des Studiums. Ich war damals zweiundzwanzig. Im Sommer machte ich während der Semesterferien ein Praktikum bei einer großen Tiefbaufirma. Sie hatte sich auf den Bau von Straßentunneln spezialisiert. Etwa zwei Monate war ich unten in Österreich. Dort gruben sie einen neuen Tunnel durch die Alpen. Als angehende Bauingenieurin wurde ich dem Bauleiter als Assistentin zugeteilt. Frank kam auch aus Deutschland. Er war etwa doppelt so alt wie ich und verheiratet. Zumindest trug er einen Ehering. Das machte ihn für mich noch interessanter, zumal er echt gut aussah.«
Daniela zuckt ein wenig mit ihren Achseln, als wollte sie sich entschuldigen
»Natürlich versuchte ich, mit ihm zu flirten. Ich hatte bis dahin jeden Mann bekommen, den ich wollte. Er hingegen behandelte mich, als wäre ich ein Neutrum. Lediglich das Du bot er mir an.
Am letzten Tag meines Praktikums, es war ein Freitagnachmittag, und ich hatte mich schon für den Heimweg umgezogen, da sagte Frank: ›Ich muß noch einmal in den Tunnel.‹ Er fragte, ob ich mitkommen wolle. Ich zögerte keinen Moment und antwortete: ›Ja, ich zieh mir nur schnell wieder die Bausachen an.‹
Frank musterte meinen Jeansmini und mein T-Shirt, unter dem ich keinen BH trug. Es war ja Hochsommer. Dann sagte er: ›Du kannst so bleiben. Setz dir nur im Tunnel den Helm auf.‹
Also fuhren wir mit seinem Jeep in den Tunnel. Ich fläzte mich auf den Beifahrersitz, streckte meine nackten Beine aus und knabberte ein paar M & M's. Damals versuchte ich mal wieder, mir das Rauchen abzugewöhnen. Ich bot ihm auch wel-

che an. Doch Frank wollte nicht. Er rauchte lieber seine Menthol-Zigaretten.«

Daniela nahm einen tiefen Zug und klopfte die Asche ab.

»Wir fuhren etwa eine Viertelstunde, bis wir die Stelle erreichten, zu der Frank wollte. Kein Arbeiter war mehr im Tunnel. Das Motorgeräusch seines Wagens hallte schaurig von den Wänden zurück. Die Scheinwerfer, die während der Schicht den Tunnel taghell erleuchteten, waren ausgeschaltet. Es brannte nur eine schwache Notbeleuchtung. Frank stellte den Motor ab, und wir stiegen aus.

›Ich habe vergessen‹, sagte er, ›die Meßwerte an der Lüftungsanlage zu überprüfen. Es gibt da seit einigen Tagen Probleme.‹

Davon war mir bis dahin nichts bekannt.

Frank hantierte an der Regelung der Anlage und notierte ein paar Werte. Ich schlich um ihn rum und fragte, was ich tun solle. Er sah sich um und deutete auf einen der Sägeböcke. ›Setz dich dahin und sei still.‹

Ich schlenderte zu dem Sägebock und setzte mich seitlich drauf. Doch so konnte ich schlecht sehen, was Frank machte. Also schwang ich ein Bein über den Bock. Dabei rutschte mein Jeansrock hoch bis zum Slip, und das Querholz des Sägebocks drückte in meinen Schritt. Ziemlich heftig, aber irgendwie gefiel es mir. Ich holte die Tüte mit den Schokobons aus der Rocktasche, naschte und ritt auf dem Bock.

Anscheinend war Frank mit seiner Arbeit fertig. Er warf den Schreibblock auf den Rücksitz des Jeeps, kam auf mich zu und begutachtete seine reitende Assistentin. Ich las in seinem Gesicht, daß ihm gefiel, was er sah, und beschloß, mir diese Chance um nichts in der Welt entgehen zu lassen.

Ich zeigte ihm das Schokobon in meinem Mund und hielt ihm die Tüte hin.

Frank zögerte. Dann schlug er mir die Tüte aus der Hand. ›Friß nicht so ein Zeug. Das macht Pickel.‹

Er fixierte mit seinem Blick die abgelutschte Schokoladennuß zwischen meinen Lippen. ›Spuck's aus.‹

Mir war klar: Wenn ich gehorchte, gäbe ich grünes Licht für die Ampel vor *unserem* Tunnel. Insgeheim bewunderte ich sein Timing. Niemand würde uns hier stören.

Ich zauderte nicht und spuckte Frank das Bon vor die Füße.
›Braves Mädchen.‹
Er nahm mir den Schutzhelm ab, legte ihn auf den Boden und seinen daneben.
Frank betrachtete mein T-Shirt – und das, was sich von innen gegen den Stoff drückte.
›Ich mag keine verschwitzten T-Shirts.‹
Obgleich mein Shirt nicht einmal an den Achseln naß war, verstand ich seine Botschaft. Ich zog es aus, ließ es lässig auf den staubigen Boden fallen.
›Die Arme hinter dem Kopf verschränken.‹
Wieder gehorchte ich.«
Daniela nimmt hastig einen Zug aus der Zigarette.
»Frank legte seine Hände auf meine Brüste. Tastete und knetete. Dann nahm er meine Brustwarzen zwischen Daumen und Zeigefinger.
›Spreiz die Beine.‹
Ich streckte meine Beine, so weit es ging, nach außen und versuchte, das Gleichgewicht zu halten. Der Querbalken drückte noch heftiger als zuvor in meinen Schritt. Es tat aasig weh, war aber irre geil. Zumal Frank an meinen Brustwarzen drehte, sie zusammendrücke und hineinkniff.
Ich stöhnte vor Lust, und die Gerüste an den Tunnelwänden schienen sich zu drehen. In meine Nase drangen die Ausdünstungen des Berges, vermischt mit dem Gestank von Motoröl – während Frank mich zu einem heftigen Orgasmus dirigierte.
Ich wollte ihm in die Arme fallen, doch bekam nur meine nächste Anweisung. Ich sollte Rock und Slip ausziehen.
Nichts hätte ich lieber getan.
Als ich nackt vor ihm stand, zeigte er auf den Bock.
›Drüberlegen!‹
Ich tat es. Dabei umfaßte ich mit den Händen die Beine des Bocks und klemmte meine Füße von außen um das Holz. Ich wollte mich Frank so scharf präsentieren, wie es nur ging.
Hinter mir hörte ich, wie er den Gürtel seiner Jeans öffnete und ihn aus den Schlaufen zog.
Frank strich mit dem Gürtel über meine Pobacken und fragte: ›Hältst du das aus?‹

›Ja!‹ schrie ich fordernd.
Sogleich traf der erste Hieb meinen Hintern. Dann ein zweiter, ein dritter. Ich klammerte mich an die Beine des Bocks. Schrie, wenn er meinen Arsch hart peitschte, und stöhnte, wenn er sanft auf meine Schenkel und Waden schlug, um dort keine Spuren zu hinterlassen.
Irgendwann fiel der Gürtel zu Boden, und ich hörte, wie Frank den Reißverschluß der Jeans runterzog. Dann vernahm ich ein leises Knistern. Er riß die Schutzhülle eines Kondoms auf. Dafür hätte er mir noch die Titten peitschen dürfen. Doch er nahm mich nur von hinten, stieß seinen gummierten Kolben immer wieder tief hinein in meine willige Fotze. Bis wir zusammen kamen.«
Daniela nimmt einen letzten Zug aus der Zigarette und drückt die Kippe aus.
»Wortlos verließ Frank meine Spalte und warf das Gummi in einen Schuttcontainer. Im Jeep wartete er, bis ich mich angezogen hatte. Er bot mir eine Zigarette an. Ich begann, wieder zu rauchen. Als wir die Kippen ins Geröll schnippten, sagte er: ›Vergiß, was gerade geschehen ist – wir werden uns sowieso nicht wiedersehen.‹ Dann fuhren wir zurück und verließen unseren Tunnel.«
Sie betrachtet die zerquetschte Kippe.
»Ich habe es ziemlich schnell vergessen, besser gesagt, *verdrängt*. Denn damals galt: Es kann nicht sein, was nicht sein darf. Rumvögeln war okay, auch mit verheirateten Männern. Aber sich im Schmerz verlieren ...«
Daniela schüttelt über sich den Kopf.
»Ist schon eine beschissene Moral, die man sich da zurechtbastelt.«
Doch irgendwann konnte die *Moral* deine Lust nicht mehr im Zaume halten?
»Ja, zuerst kochte sie hoch in meinen Träumen, nachts, wenn ich schlief. Dann in meinen Tagträumen. In meinen Phantasien, wenn ich masturbierte. Bis ich mich nicht mehr zufriedengeben wollte mit einer Welt, die nur aus cybern und rumträumen besteht.«
Kraftvoll steht Daniela auf und stellt den Aschenbecher auf den Sessel.

»Also nee, kriegt die Architussi mal den Arsch voll, als der noch frei von Falten war, und schon ...«
Manu, halt einfach die Klappe und zieh dich an. Oder du läufst gleich nackt durch die Straßen.
»Macht mir doch nichts aus.«
Es reicht. Ich kicke die Stiefeletten und das Cape fort. Und hole Handschellen.
Hände auf den Rücken!
Sie grinst mich frech an. »Sei froh, daß du eine wie mich dabei hast. Sonst würde kein Schwein dein Buch kaufen.«
Ich drücke die Handschellen fester zusammen als erforderlich.
Freu dich nicht zu früh. Auf dich wartet noch eine ganz besondere Überraschung.
»Was denn? Ein Überraschungsei mit 'ner Tube Rheumasalbe drin?«
Schnauze!

Inzwischen hat Ingemarie die Bar aufgeräumt und kommt auf mich zu. Sie reicht mir ihre Leopardenjacke.
Ich helfe ihr galant hinein und streichele über ihr haselnußbraunes Haar.
»Du kannst es einfach nicht lassen.«
Tu nicht so, als hättest du nicht darauf gewartet.
»Für dich habe ich auch noch eine Überraschung.«
Da sind wir aber alle gespannt.

Bevor wir sechs gemeinsam die Bar verlassen, müssen Sie noch einmal zum Bleistift greifen.
Vermutlich haben Sie Danielas Erzählung über ihr Schlüsselerlebnis – moderat ausgedrückt – genossen. Aber im Leben gibt es nichts umsonst. Sie hatten erst Ihren Spaß, nun folgt die Arbeit.
Das Vier-Seiten-Modell der menschlichen Kommunikation läßt sich nicht oft genug üben. Je souveräner Sie die Entschlüsselung einer Botschaft beherrschen, desto besser können Sie kommunizieren.
Da Ihnen Danielas Geschichte so gut gefallen hat, zerpflücken Sie nun Franks letzten Satz in die Vier-Seiten-Bestandteile.

»Vergiß, was geschehen ist – wir werden uns sowieso nicht wiedersehen.«

Sachverhalt:
Selbstoffenbarung:
Beziehungshinweis:
Appell:

Das Schöne an diesem Modell ist: Es hilft nicht nur, Botschaften zu *ent*schlüsseln, sondern auch, Botschaften zu *ver*schlüsseln.

Schlüpfen Sie nun in Franks Haut, und seien Sie Danielas Schlüssel zur SM-Welt. Sie haben gerade im Tunnel das Gleiche mit ihr gemacht wie Frank. Sie sitzen im Jeep, rauchen und überlegen. (Nutzen Sie die freien Zeilen für Notizen.)

- Welche Fakten will ich Daniela mitteilen?

- Was will ich ihr über meine Absichten sagen?

- Wie drücke ich meine Beziehung zu ihr aus?

- Zu welcher Handlung will ich sie auffordern?

Jetzt schnippen Sie die Kippe fort ...

... und sagen:

Eigentlich schade, daß Daniela Ihren Satz nicht hören kann und wir somit niemals erfahren, wie sie reagiert hätte.
Sei's drum.
Raus an die frische Luft.

8 Vom Jäger zum Meister oder: Meine Sklavin – mein höchstes Gut

Es ist schon ein seltsames Grüppchen, das da am Sonntag morgen aus der Bar tritt. Sie, mein Gast, und ich dürften weniger auffallen. Aber nach unseren Frauen drehte sich schon so mancher Mann um. Ingemarie in der Leopardenjacke stolziert vorweg; sie weiß, wohin ich mit allen gehen will. Neben ihr schreitet Daniela – aufrecht, um sich dann vor ihrem Gebieter um so tiefer zu beugen. Manu flucht leise vor sich hin, denn ich habe ihr doch das Cape umgehängt. Sicher, sie hätte es verdient, nackt durch die Stadt getrieben zu werden. Barfuß reicht aber auch. Einen Schnupfen kann sie verkraften; eine Lungenentzündung wäre für mich eine grobe Verletzung meiner Fürsorgepflicht gewesen. Wie immer ist Nora in sich gekehrt. Sie hat den Kragen ihrer Seidenjacke hochgeschlagen, und ihre Gedanken gleiten über die Grenze zwischen Tag und Traum.

Wir schlendern durch menschenleere Straßen. Hin und wieder überholt uns ein Wagen. Die Fahrer verrenken ihre Köpfe. Glotzen. Und entschwinden. Erste Strahlen einer Septembersonne kitzeln unsere Gesichter. Wie reifer Wein hängt der Duft des Spätsommers über der Stadt.

Und ich habe eine weitere Geschichte für Sie:

In einem Dorf an der japanischen Küste lebte einst ein Zen-Meister, der seinen Lebensunterhalt als Steinmetz verdiente. Er schuf die schönsten Skulpturen weit und breit. Seine Schüler bewunderten ihren Meister; doch keiner traute sich zu fragen, wie es dem Meister gelang, solche Kunstwerke aus Steinblöcken zu schlagen. Als seine Zeit gekommen war und der Meister sich hinlegte, um in einen höheren Zustand des Seins überzusiedeln, nahm sein bester Schüler allen Mut zusammen und bat ihn, sein Geheimnis preiszugeben. Der Meister lächelte weise und sprach: »Nicht ich schaffe die Kunstwerke. Wie könnte ich es auch als einfacher Mann. Das, was

ihr seht, war schon immer vorhanden. Nur das Überflüssige habe ich entfernt.« Dann schloß er für immer die Augen.
Mir fällt nichts ein, das ich dieser Geschichte hinzufügen könnte.
»Dann laß es auch bleiben«, lästert Ingemarie und krault ihr Leopardenfell.
Still schreiten wir weiter und erreichen einen großen Stadtpark, den eine Chaussee tangiert. Auf den Straßenlaternen tschilpen Spatzen; einige schnäbeln.
Wir gehen zu einem Brunnen. Über Kaskaden plätschert Wasser hinab in das Becken. Seerosen schwimmen im klaren Wasser. Vor dem Brunnen stehen drei Bänke, bilden ein großes U. Die in der Mitte ist für Sie und mich. Auf die beiden anderen setzen sich unsere Begleiterinnen. Daniela neben Nora; Manu neben Ingemarie.

Sie, werter Gast, haben bisher hart gearbeitet. Ich weiß, ich habe Sie sehr gefordert. Aber ich bin mir sicher: Wenn Sie alle freien Kästchen ausgefüllt haben, wird die Mühe für Sie nicht folgenlos bleiben. So Sie bisher durchgehalten haben, beweist dies zudem auch etwas anderes: Sie haben den Mut, über sich selbst (kritisch) nachzudenken und manche alte Sichtweise mit der gebotenen Vorsicht in Frage zu stellen. Damit haben Sie wohl das wichtigste Fundament gegossen, auf dem Sie sicher stehen, wenn Ihre Sklavin demütig vor Ihnen kniet.
Von dem Jagd- und Beutebild können wir uns langsam verabschieden. Es war bisher sinnvoll und hat uns gute Dienste geleistet. Doch es stellte nichts anderes dar als die berühmte Leiter aus dem *Tractatus logico-philosophicus* von Ludwig Wittgenstein: Er muß sozusagen die Leiter wegwerfen, nachdem er auf ihr hinaufgestiegen ist.
Allein, was finden wir dort oben? Hängen wir nur dumm in der Luft herum? Wandeln wir auf Wolken? Oder stürzen wir gar wieder hinab in die Tiefe?
Es liegt an uns. Wollen wir ver-führen, wird es dort oben – so wir uns überhaupt halten können – schnell kalt und einsam sein.
Ich habe in den bisherigen Text gelegentlich die Wörter *ermöglichen* und *Ermöglicher* eingestreut. Das heißt: Der Meister läßt

seiner Sklavin den Raum und die Zeit, um sich entwickeln zu können. Gelegentlich alleine oder angeleitet durch die Hände des Meisters. Entwickelt werden – im wortwörtlichen Sinne – kann nur etwas, das schon vorhanden ist, mag es auch noch so tief verborgen sein. Es ist eine Illusion, zu glauben, Mann könne etwas in seine Sklavin hineinpeitschen. Falls Sie es dennoch versuchen, werden Sie nur zerstören, aber keine Entwicklung ermöglichen.
Dies ist keine Kehrwendung zum Softie hin, sondern nur ein sehr konsequentes Weiterschreiten. Um dem Kunstwerk zu ermöglichen, ans Licht zu treten, müssen Sie manchmal auch mit aller Härte zuschlagen. Vor allem anderen aber müssen Sie mit Liebe zuschlagen.
Blicken wir noch einmal auf das, was wir bisher als unsere Beute bezeichnet haben: die Frauen.
Bei meinen langen Streifzügen durch die Welt des Sadomasochismus bin ich nicht *einer* Frau begegnet, die sehr schlichten Gemütes war. (Ich drücke es bewußt moderat aus – bin mir aber sicher, Sie wissen, was ich meine.)
Die Damen verfügten teilweise über eine brillante Intelligenz und bekleideten im Beruf anspruchsvolle Positionen. Und doch wollten sie dienen, leiden und im Schmerz glücklich sein.
Ich bitte Sie, können wir als Männer ein größeres Geschenk bekommen? Wären wir nicht Tore, träten wir diese Gaben mit Füßen?
Große Männer in der Geschichte der Erotik verstanden es stets, auch selbst an ihren Dienerinnen zu wachsen. Und die Frauen waren klug genug, dies ihre Herren und Meister nie spüren zu lassen.
In Tausendundeiner Nacht lehrte Scheherazade den König Scharyâr, daß er eine Frau nicht nach der ersten Nacht töten lassen muß, damit sie ihn nicht betrügt. Ich bin sicher, Scheherazade hat sich in den Nächten nicht nur darauf beschränkt, ihrem König Geschichten zu erzählen. Denn immerhin sind bei dieser Geschichtenerzählerei drei Kinder entstanden.
Im Tao der Liebe läßt sich der Gelbe Fürst (Huang-ti) von dem Einfachen Mädchen (Su-nü) alles erklären, was ein Mann wis-

sen muß, um eine Frau glücklich zu machen. Auch hier dürfte es bestimmt nicht bei Erklärungen geblieben sein. Schon mit der Wahl ihres Namens stellt das Einfache Mädchen ihre Weisheit unter Beweis. Von den weiteren Ausprägungen ihrer Weisheit können wir an dieser Stelle nur träumen.
Daß weder Scheherazade noch Su-nü einen Bezug zu unserer speziellen Leidenschaft erkennen lassen, ist dabei unerheblich. Wäre es der Wunsch von König Scharyâr oder dem Gelben Fürsten gewesen, ihre Dienerinnen zu fesseln und zu peitschen oder anderes Ausgefallenes mit ihnen anzustellen – beide Frauen hätten sich in Lust und Liebe ihren Herrschern hingegeben. Denn sie wußten, sie wurden mit aller Kraft geliebt. Und eine Frau, die das spürt, ist zu allem bereit.
»Zu *fast* allem.«
Ingemarie, wenn wir dich nicht hätten, wäre die Welt ärmer.
»Endlich einmal eine wahre Aussage.«
Darauf gehe ich jetzt nicht weiter ein. Allerdings, *wenn* du dich schon wieder einmischst, darfst du auch gleich anfangen.
»Darf ich erfahren, womit?«
Ich habe neben den konkreten Vorschlägen und Hilfestellungen auch einige Eigenschaften erwähnt, die einem dominanten Mann gut zu Gesicht stehen. Mal habe ich sie ausdrücklich benannt; mal standen sie zwischen den Zeilen.
Ich bitte nun euch, jeweils die Eigenschaft zu benennen, die ihr an einem Mann am meisten schätzt und die derjenige besitzen sollte, der euch besitzen darf. Schenkt uns die Weisheit einer Sklavin, die ihren Dom auf dem Weg zum Meister dienend begleitet.

Ingemarie, auch wenn du wohl kaum je zur Sklavin werden dürftest, beteilige dich bitte trotzdem.
»Du hast ganz recht mit dem, was du sagst. Zur Sklavin eigne ich mich überhaupt nicht. Aber ich bin durchaus breit, auf deine Bitte einzugehen.
Ein Mann, mit dem mich etwas verbindet, muß tolerant sein. Das ist mir am wichtigsten. Wenn er die Art und Weise akzeptiert, wie ich lebe und liebe, wenn er sich mir freundschaftlich zuwendet ohne Vorbedingung, dann werde ich ihn gerne als meinen Freund willkommen heißen.

Meine Weisheit, die ich euch dominanten Männern schenke, lautet: Ein Meister nimmt seine Sklavin so an, wie sie ist.«
Ich danke dir.
Ingemarie greift in die Seitentasche ihrer Leopardenjacke, holt ein Handy heraus und klappt das Display hoch. Flink tippt sie auf die Tasten und schickt eine SMS ab.
»Sorry.« Das Handy flutscht zurück ins Fell.

Daniela, du hast viel Mut bewiesen, indem du uns ausführlich von deinem Schlüsselerlebnis berichtet hast. Welche Weißheit schenkst du deinem künftigen Herrn?
»Ich wünsche mir, daß er mich und meine Zerrissenheit zwischen Nobelrestaurants und Heizungskellern versteht. Nicht nur seine Hände sollen sich in meinen Körper einfühlen. Er sollte versuchen, meine Gedankenwelt nicht rational zu begreifen, sondern gefühlsmäßig. Ich weiß, damit formuliere ich einen hohen Anspruch. Aber das bin ich mir wert.
Wenn du es in einem Satz haben möchtest, dann lautet dieser: Ein Meister versetzt sich in seine Sklavin hinein und begreift sie.«
Darf ich dir einen Vorschlag machen?
»Gerne.«
Ersetze das Wort *Zerrissenheit* durch Spannweite. So zeigt es deine Vielfalt, die du einem Mann zu bieten hast, und klingt nicht wie ein Makel, der dir anhaftet.
»Spannweite.« Danielas Gesicht strahlt. »Ja, das ist mein Wert.«

»Weil ich es mir wert bin. Hahaha! Warum macht Frau Ichbin-was-Besseres-als-ihr-Schlampen nicht gleich 'nen Werbespot für Haarshampoo?«
Ganz einfach, weil sie es nicht nötig hat.
Manu scharrt mit ihren nackten Füßen über den Boden – und muß niesen.
Geschieht dir recht, als Strafe für deine Bockigkeit. Mit einer Weisheit dürfen wir bei dir vermutlich nicht rechnen?
Sie rutscht an den vorderen Rand der Bank und schlägt mit den Handschellen gegen die Rückenlehne. Am Himmel kreisen die ersten Zugvögel.

»Doch.«
Was doch?
»Ich will doch was sagen. Ich bin nicht so blöd, wie ihr alle glaubt.«
Das hat keiner von uns je behauptet.
Wir hören dir zu.
»Er muß bereit sein, mit mir alle Konflikte auszutragen. Ich will, daß er durchhält, auch wenn ich schwierig bin. Ich will, daß er meine doppeldeutigen Botschaften durchschaut. Er soll sich nicht in meine Spielchen hineinziehen lassen. Er soll entscheiden, wie hart er mich erzieht. Reicht das?«
Ja, obgleich es klingt, als läsest du einen Katalog von Forderungen vor.
»Darf ich das nicht? Bin ich ein Stück Dreck, das man benutzt und wegwirft?«
Nein, das bist du ganz und gar nicht. In deiner ureigenen Weise bist auch du eine wunderbare Frau – nur manchmal ein wenig anstrengend.
Manuela schaut mich an, weiß nicht, ob sie jetzt lachen oder heulen soll.
Sie niest wieder.
»Scheiße, warum hast du mich nicht gezwungen, die Stiefel anzuziehen?«
Muß man dich zu allem zwingen?
»Ja!«
Dann spuck endlich deine Weisheit aus!
»Traust du mir nicht zu, daß ich das schaffe?«
Dir trau ich alles zu.
Trotzig schaut Manuela in die Runde.
»Er soll sich gefälligst Folgendes hinter seine dreckigen Dom-Ohren schreiben: Ein Meister weiß, was er will, und er setzt es bei seiner Sklavin durch.«
Na bitte, es geht doch.

»Darf ich euch einen Traum von mir erzählen?«
Gerne, Nora.
»Vor einiger Zeit ging ich durch einen großen Wald. Auf einer Lichtung traf ich einen alten Mann in einem langen, schwarzen Gewand. Er übte sich im Bogenschießen. Jedes Mal, be-

vor er die Sehne des Bogens spannte, hielt er lange inne, als dächte er an etwas ganz anderes als an das Bogenschießen. Plötzlich, in einer wunderschönen, harmonischen Bewegung, hob er den Bogen, spannte die Sehne, schoß den Pfeil ab und traf die Scheibe stets in der Mitte. Anschließend schritt er zur Scheibe und zog den Pfeil heraus.

Stundenlang schaute ich ihm zu. Auch als die Nacht sich über die Lichtung senkte, schoß der Mann weiter und traf. Man sah kaum die Hand vor den Augen. Ich hörte nur das Sirren der Pfeile und seine leisen Schritte, wenn er zur Scheibe ging. Dann geschah etwas Seltsames. Er schoß zweimal hintereinander. Anschließend entzündete er eine Laterne. Scheu folgte ich ihm zur Scheibe. Der erste Pfeil steckte wieder genau im Zentrum, und der zweite Pfeil hatte den ersten gespalten.

Ich fragte ihn, wie dies möglich sei. Der Mann antwortete mir: ›Ich ziele nicht und treffe doch.‹

Lange betrachtete ich noch die beiden Pfeile und den Mann im schwarzen Gewand. Dann erwachte ich.«

Ein sanfter Spätsommerwind weht durch den Park, erstes Herbstlaub fällt von den Bäumen. Ein großes, goldbraunes Blatt findet seinen Platz vor Noras weißen Mokassins. Sie hebt es auf und betrachtet es.

»Diesem Mann würde ich gerne gehören. Selbst in tiefster Finsternis war er wach und aufmerksam.«

Nora hält das Blatt am Stengel.

»Steht es mir als Sklavin zu, eine Weisheit zu äußern?«

Es steht dir nicht nur zu, es ist nahezu deine Verpflichtung, wenn du eine Begleiterin sein möchtest.

Sie streichelt ihr Blatt.

»Ein Meister nimmt alles wahr, was um ihn herum geschieht. Auch bei tiefster Dunkelheit spürt er stets, wo seine Sklavin ist, und er trifft sie genau in ihr Herz.«

Das ist ein hoher Anspruch, den du da formulierst. Jedoch ein wirklicher Meister sollte dem entsprechen.

Einen Gedanken möchte ich euren Worten noch hinzufügen. Ich habe oft von der Echtheit gesprochen, von der Wahrhaftigkeit bei dem, was man sagt und tut. Ich will es noch ein bißchen mehr präzisieren und es jetzt *ausgewählte Echtheit* nennen. Will sagen, man muß nicht immer mit der Tür ins Haus fallen. Das soll die Echtheit nicht verwässern und sie zur Rumtrickserei verkommen lassen. Alles, was ich sage und mache, soll schon wahr und echt sein. Aber ich muß nicht immer gleich alles sagen und machen, was meine Echtheit insgesamt verdeutlicht. Daniela ließ sich Zeit bei dem, was sie uns über sich erzählte. Dadurch bestimmte sie, wann und wie offen sie für uns war. Wenn Sie Ihrer Künftigen beispielsweise bei der ersten Begegnung all Ihre Vorzüge herunterbeten, wie soll die Ärmste da noch mithalten können? Sie würden verschrecken statt anlocken.

Da ich Ihnen keine Sklavinnenweisheit offerieren kann, bekommen Sie von mir nun Ihren letzten Leitsatz:

> Ich sehe mich immer so, wie ich bin;
> aber ich entscheide stets, wieviel ich von mir zeigen will.

Bevor wir uns nun voneinander verabschieden, biete ich Ihnen noch einen echten Hammer an – der Ihnen viel Mut abverlangt.

Eine Beziehung zwischen einem Meister und seiner Sklavin ist auch eine Partnerschaft – und zwar eine von besonderer Art. Auf der einen Seite gibt es ein klar definiertes *Top* und *Sub*; aber es gibt auch den gemeinsamen Weg, der auf Augenhöhe beschritten werden sollte.

Ich halte es für ratsam – vielleicht sogar für unerläßlich – von Zeit zu Zeit zu überprüfen, wie es denn um diese Partnerschaft steht.

Klar, man kann darüber reden. Doch wie soll man beginnen? »Geliebte Sklavin, komm mal her, knie dich hin und sag mir, wie glücklich du mit mir bist.«

Das ist natürlich Unfug. Machen Sie statt dessen ein kleines Spiel daraus. Auch wenn es darum geht, wieder etwas aufzuschreiben – was immer mühsam ist –, lohnt es ist.

Auf der nächsten Seite finden Sie einen kleinen Fragebogen, den Sie beide – jeder für sich alleine – ausfüllen können. Anschließend vergleichen Sie die Antworten.

Entweder erleben sie anschließend überaus glückliche Stunden, oder sie haben ein echtes Problem, das sie schleunigst lösen sollten. Zur Not lesen Sie noch einmal einige Passagen dieses Buches.

Damit Sie diese Seite nicht kopieren müssen, finden Sie den Fragebogen auch auf meiner Homepage.

Viel Spaß und Glückauf!

Vom MEISTER auszufüllen	Von der SKLAVIN auszufüllen
Wir sind ein gutes Paar, weil ...	Wir sind ein gutes Paar, weil ...
Von meiner Sklavin habe ich gelernt ...	Von meinem Meister habe ich gelernt ...
Liebenswert an meiner Sklavin ist ...	Liebenswert an meinem Meister ist ...

Meine Sklavin ist gut in ...	Mein Meister ist gut in ...
Meine Sklavin ist glücklich, wenn ...	Mein Meister ist glücklich, wenn ...
Meine Sklavin sieht rot, wenn ...	Mein Meister sieht rot, wenn ...
Unsere Beziehung endet, wenn ...	Unsere Beziehung endet, wenn ...

Eine letzte Bemerkung: Falls Sie nicht auf gleicher Augenhöhe mit Ihrer Sklavin spielen wollen, was durchaus auch seinen Reiz haben kann – wenn beide es wollen –, besteht die Möglichkeit, einen Sklavenvertrag abzuschließen. Darin verpflichten sich beide Seiten, schriftlich niedergelegte Regeln und Vereinbarungen einzuhalten. Vorschläge, wie ein solcher Vertrag aussieht, finden Sie im Internet (siehe Anhang).

Wenn Sie und Ihre Sklavin sich für einen Sklavenvertrag entscheiden, sollten Sie für die Unterzeichnung einen feierlichen Rahmen wählen. Denn für beide Seiten beginnt damit ein neuer Abschnitt in ihrer Beziehung. So etwas verdient eine angemessene Zeremonie, bei der Sie wieder Kreativität beweisen können.

Lassen Sie Ihre Phantasie blühen. Zeigen Sie, daß Ihre Sklavin stets Ihr höchstes Gut ist – auch oder gerade bei schriftlich fixierter Abhängigkeit.

Sie wird es Ihnen danken. Meistens auf Knien. Wie es sich gehört.

9 Abschied

Glauben Sie ja nicht, Sie bekämen jetzt ein paar Tips, wie Sie eine Beziehung beenden können, falls diese Ihnen über den Kopf wächst. Das ist ganz allein Ihr Problem. Da halte ich mich geflissentlich heraus. Außerdem: Wenn Sie bis hierher durchgehalten haben, schaffen Sie das auch ohne fremde Hilfe.

Bevor wir uns voneinander verabschieden, sprechen wir noch einmal über Macht.

Die Macht des Meisters über seine Sklavin ist etwas Wunderbares. Zumal sie – in Perfektion ausgelebt – eine dreifache ist. Wir beherrschen den Körper unserer Sklavin, machen ihn zu unserem Besitz. Können mit ihm verantwortungsvoll tun und lassen, was wir wollen. Was wir lieben, das strafen und züchtigen wir. Mal zärtlich, mal grausam. Wir fordern, und wir fördern. Aus der Nähe und aus der Distanz. Ihr Körper ist unser Diamant, den wir schleifen und polieren.

Der Sklavin Geist, ihr Verstand, ist die rationale Kolonie, die wir bevölkern. Wir fallen dort nicht metzelnd ein wie die Eroberer der Neuen Welt. Wir sind eher die weisen Missionare, die unser Gedankengut, unsere Sprache und unseren Glauben weitergeben. Wir feiern zwar hin und wieder schwarze Messen auf dem Altar der Lust; doch wir verlangen kein wirkliches Blutopfer. Neugierig erkunden wir, was diese neue Kolonie für uns bereithält. Wir schürfen in den Minen des weiblichen Geistes. Waschen das Gold aus ihren Gedanken und schmücken uns mit ihrer Weisheit.

Ob wir das Herz zuerst erobern oder im Laufe der Zeit, das ist unerheblich. Nur, es gehört unverzichtbar dazu. Es ist das Tor, durch das wir schreiten – so es uns geöffnet wird. Hier hilft kein Rammbock. Der Sklavin Herz läßt sich nicht penetrieren. Wir müssen warten, bis wir eingeladen werden, um uns an diesem Gral der Liebe laben zu können.

Aber wir werden uns nicht an unserer Macht berauschen, wir werden sie genießen wie ein Festmahl, kreiert von einem Meisterkoch und serviert im besten Fünf-Sterne-Restaurant der Galaxis.

Und doch ...
Manchmal beschleicht mich ein eigenartiges Gefühl. Gibt es nicht noch eine größere Macht als die eines Meister-Doms? Sie ahnen, worauf ich hinaus will? Hier, in der Welt der Gedanken und Sätze, dürfte die Macht des Autors eine noch größere sein. Auch wenn die mitspielenden Personen gelegentlich beginnen, ein Eigenleben zu führen, so ist und bleibt der Autor der Herr des Geschehens. (Von vereinzelten Ausnahmen einmal abgesehen.)
Ich habe das seltene Glück, in beiden Welten agieren zu dürfen. In der des Lebens und der Fiktion. Dafür danke ich allen, die mich dabei unterstützen.
So – genug der salbungsvollen Worte. Mädels, hebt eure süßen Ärsche hoch, und laßt uns zurück zur Straße gehen.

Da schreiten und trippeln die vier nun vor uns beiden her, zu jener Straße, die den Park teilt. Schäfchenwolken ziehen über den Spätsommerhimmel, laden ein, in ihren Formen all das zu erkennen, was man sehen will.
Ein Auto naht. Genauer gesagt, ein 7er-BMW. Ein Mietwagen. Mehr war auf die Schnelle nicht machbar. Der Wagen stoppt, und Kollek steigt aus. Ich habe ihn heute nacht den Jackpot knacken lassen. Er ist jetzt vielfacher Millionär. Und Danielas Spannweite stellt für ihn kein Problem mehr dar.
Sie kann es kaum fassen, läuft auf ihn zu, bleibt vor ihm stehen. Macht einen Knicks. Zu Füßen wird sie sich ihm erst später werfen.
»Wo möchtest du hin?« fragt er sie. »In ein Restaurant am Meer oder auf meine neue U-Bahn-Baustelle?«
»Erst ein Frühstück am Meer. Dann bring mich in den Tunnel.«
Kollek geleitet Daniela zum Wagen. Bevor sie einsteigen, winkt sie uns kurz zu. Ruft: »Danke!«
Dann entschwinden die beiden.
Ein Rauschen erfüllt die Luft. Über den Wipfeln der Bäume taucht ein weißer Pegasus auf; die Flügel weit ausgebreitet. Auf seinem Rücken ein Mann in weißem Gewande mit schulterlangem, schwarzen Haar. Der Pegasus landet; der Mann steigt ab. In seinen Händen ein goldenes Seil. Wortlos deutet er auf Nora.

Ungläubig schaut sie mich an. Ich nicke, bedeute ihr, sie solle zu ihm gehen.
Dankbar will Nora mir die Hände küssen.
Ich wehre ab.
Das schickt sich nicht mehr für dich. Du gehörst nun einem anderen.
Sie lächelt. Und versteht. Haucht: »Ich dank dir tausendfach.«
Es war mir ein Vergnügen.
Den Blick gesenkt, nähert Nora sich Pegasus und Reiter.
Stumm streckt sie ihm die Arme entgegen, die Hände gefaltet.
Er legt das goldene Seil um Noras Gelenke. Fesselt sie. Hebt sie auf sein geflügeltes Pferd.
Ein paar Meter im Galopp, dann heben sie ab. Fliegen einen weiten Bogen. Mensch und Tier verschmelzen zu einem Punkt, der immer kleiner wird und eintaucht in eine Wolke, die aussieht wie eine riesige Kirschblüte.
»Erspar mir *ja* so 'ne Romatikkacke.« Mit ihren nackten Zehen tritt Manuela einen Kieselstein auf den Asphalt. Muß wieder niesen. »Schaff endlich meinen Inquisitor her.«
Manu, bei mir bekommt keine, was sie will, sondern jede, was sie braucht.
»Scheiße, woher willst du wissen, was ich brauche?«
Ich grinse nur und zeige auf einen Mann, der die Straße entlangkommt. Er ist Anfang Fünfzig, ein wenig angedickt, mit Hornbrille und spärlichem Haarkranz. In der Hand einen Einkaufsbeutel aus beigefarbenem Stoff.
»Dieser alte Sack soll ..!« kreischt Manuela.
Weib, schweig still!
Darf ich dir Anton Halfmeier vorstellen? Seines Zeichens Oberstudienrat für Latein und Deutsch. Ihm sollst du folgen.
»Das kannst du nicht mit mir machen.«
Ich kann mit dir machen, was ich will.
»Greg', nein. Wegen meinem frechen Mundwerk ...«
Halfmeier schneidet ihr das Wort ab. »Wegen *meines* frechen Mundwerks. Manuela, *wegen* erfordert in gutem Deutsch zwingend den Genitiv.«
Ich applaudiere.
»Das ist nicht dein Ernst?«

Mein voller. An keiner Stelle des Buches war ich so ernsthaft wie an dieser.
»Dieses kahlköpfige Vollmondgesicht wird mich nie im Leben erziehen.«
»Nondum omnium dierum sol occidit«, doziert Halfmeier mit strenger Miene.
»Hä?«
Noch ist nicht aller Tage Abend.
Halfmeier greift in den Stoffbeutel, zieht zwei Sandalen heraus und wirft sie Manu vor die Füße.
»Zieh sie an!«
»Einen Scheißdreck werd ich ...«
Mit einer schallenden Ohrfeige beendet Halfmeier den Satz.
»Zieh. Sie. An.«
Und schon geschieht das erste Wunder: Manu gehorcht.
Aus der Tasche meines Jacketts hole ich den Schlüssel für die Handschellen und überreiche ihn Halfmeier.
Sie gehört jetzt dir. Nimm sie hart an die Kandare.
Halfmeier sieht mich durch seine dicken Brillengläser an.
»Ich werde dich nicht enttäuschen.«
Davon gehe ich aus.
»Wir gehen.« Mit seinem Kopf deutet Halfmeier zur Straße.
»Dafür werde ich dich ein Leben lang hassen«, giftet Manu mich an.
Dafür wirst du mir in ein paar Tagen dankbar sein.
Ohne mich eines weiteren Blickes zu würdigen, schlurft Manu zur Straße.
»Heb deine Füße hoch!« bellt Halfmeier und gibt Manu eins in den Nacken. Bewirkt binnen zweier Minuten das zweite Wunder.

Als sie verschwunden sind, fragt Ingemarie: »Mußte das sein?«
Sie hat doch die ganze Nacht darum gebettelt. Und ich bin nur ein einfacher Ermöglicher im Weinberg des Herrn.
Wobei, wenn ich's recht bedenke: Die beiden haben mehr verdient als nur diesen kurzen Auftritt hier.
»Dann laß dir was einfallen.«
Sie schaut auf ihre Uhr.

Ein Audi-Cabrio mit geöffnetem Verdeck schießt heran, bremst scharf ab. Am Steuer eine attraktive Blonde mit Sonnenbrille und silberfarbener Lederjacke.
Sie wirft Ingemarie ein Küßchen zu. »Steig ein, meine Süße.«
Das also war des Pudels Kern!
Ingemarie streicht ihr Haar nach hinten. »Jetzt weiß du, wie jener Satz geendet hätte.«
Ich kann's mir denken.
Sie nimmt mich in den Arm und küßt mich auf die Wange. »Für meinen Ermöglicher.«
Welch ein Verlust für die Menschheit.
Ingemarie knufft mich in die Seite. »He, Frauen sind auch Menschen.«
Wie konnte ich das vergessen.
Die Blonde öffnet die Beifahrertür, und Ingemarie steigt ein.
Sie küssen sich. Auf den Mund.
Der Motor heult auf, sie rasen davon.
Ich schaue ihnen hinterher. Wehmütig.
Ein leises Rascheln. Aus dem Gebüsch hinter uns tritt eine Gestalt. Blasses Gesicht. Dunkler Anzug. Das schwarze, gelgetränkte Haar streng nach hinten gekämmt.
Ein fahrender Skolast. Du hast mir noch gefehlt.
Er grinst diabolisch, zeigt seine schwefelgelben Zähne.
Spricht seine Zeilen:

»Es lebe, wer sich tapfer hält!
Du bist doch sonst so ziemlich eingeteufelt.
Nichts Abgeschmackteres find' ich auf dieser Welt
Als einen Teufel, der verzweifelt.«

Weiche von mir, Satan.
Er tut's. Was bliebe ihm auch andres übrig.

Sie schauen mich so überrascht an? Was ist los?
Mit Danielas, Manus und Noras Schicksal sind Sie offenbar einverstanden. Ach, Sie wollen wissen, warum ich mir nicht Ingemarie gegriffen habe, statt sie der Frauenwelt zu überlassen?
Nun: Es irrt der Mensch, solang er strebt.

Und zudem erzählte ich Ihnen eine fast wahre Geschichte. Einst wollte ich eine Sklavin einfangen und gewann eine gute Freundin. Fürwahr ein lohnenswerter Tausch.
Ganz nebenbei bemerkt, was hätten Sie von mir als Autor gedacht, wäre ich mit einer Sklavin zu Füßen aus diesem Buch geschieden?
Sehen Sie, nichts Gutes.
So, jetzt rufe ich uns zwei Taxis, und dann fährt jeder seines Wegs.
Sie können mir ja mal schreiben, wie's so gelaufen ist. Bei Ihrer Jagd – und am Morgen danach.
Viel Erfolg.
Und adieu.

10 Anhang

10.1 Bücher, die meine Gedanken bereicherten

Bodenheimer, Aron Ronald: Warum? Von der Obszönität des Fragens. Stuttgart. 1984. (Reclam Verlag)

Chang, Jolan: Das Tao der Liebe. Unterweisungen in altchinesischer Liebeskunst. Reinbek bei Hamburg. 1978. (Rowohlt)

Deforges, Régine / Réage, Pauline: Die »O« hat mit erzählt. Hintergründe eines Bestsellers. Hamburg. 2000. (Charon-Verlag)

Goethe, Johann Wolfgang v.: Faust. Der Tragödie erster und zweiter Teil, Urfaust. München. 1986. (Verlag C. H. Beck)

Herrigel, Eugen: ZEN in der Kunst des Bogenschießens. o. O. 1983. (Otto Wilhelm Barth Verlag)

Schiller, Friedrich v.: Kabale und Liebe. Husum. o. J. (Hamburger Lesehefte Verlag)

Schneider, Wolf: Deutsch! Das Handbuch für attraktive Texte. Reinbek bei Hamburg. 2005. (Rowohlt)

Schulz von Thun, Friedemann: Miteinander reden. Bd. 1 – 3. Reinbek bei Hamburg. 2005. (Rowohlt Taschenbuch Verlag)

Watzlawik, Paul: Anleitung zum Unglücklichsein. München. 1988. (Piper & Co Verlag)

10.2 Bücher, die jeder »Meister« lesen sollte

Apollinaire, Guillaume: Die elftausend Ruten. München. 1985. (Mattes & Seitz)

Bataille, Georges: Das obszöne Werk. Reinbek bei Hamburg. 1977. (Rowohlt Taschenbuch Verlag)

Coco, Carla: Harem. Sinnbild orientalischer Erotik. München. 2002. (Orbis Verlag)

Döbler, Hannsferdinand: Eros und Sexus. München. 1971. (Orbis Verlag)

Dörner, Dieter: Die Logik des Mißlingens. Strategisches Denken in komplexen Situationen. Reinbek bei Hamburg. 1989. (Rowohlt)

Fried, Erich: Als ich mich nach dir verzehrte. Berlin. 1996. (Verlag Klaus Wagenbach)

Grimme, Matthias T. J.: Das SM-Handbuch. Hamburg. 1996. (Charon-Verlag)

Grimme, Matthias T. J.: Das Bondage-Handbuch. Hamburg. 1999. (Charon-Verlag)

Grimme, Matthias T. J. (Hrsg.): Das SM-Handbuch Spezial. Teil I. Hamburg. 2005. (Charon-Verlag)

Love, Brenda: Enzyklopädie der ungewöhnlichsten Sexpraktiken. Band I und II. Flensburg. 1997. (Orion-Verlag)

Luhmann, Niklas: Liebe als Passion. Zur Codierung von Intimität. Frankfurt a. M. 1982. (Suhrkamp)

Miller, Henry: Opus Pistorum. Reinbek bei Hamburg. 1986. (Rowohlt Taschenbuch Verlag)

Mirabeau, Octave: Der gelüftete Vorhang oder Lauras Erziehung. Frankfurt a. M. 1971. (Insel Taschenbuch)

Mirabeau, Octave: Der Garten der Qualen. München. 1991. (Schneekluth)

Nin, Anaïs: Das Delta der Venus. München/Zürich. o. J. (Knaur)

Rezzori, Gregor v.: Maghrebinische Geschichten. Reinbek bei Hamburg. 1981. (Rowohlt Taschenbuch Verlag)

Schneider, Wolf: Die Sieger. Wodurch Genies, Phantasten und Verbrecher berühmt geworden sind. Hamburg. 1994. (Sternbuch bei Gruner + Jahr)

Tisma, Aleksandar: Die wir lieben. München/Wien. 1996. (Carl Hanser)

10.3 Einige ansehenswerte Adressen im Netz

www.bvsm.de
(Bundesvereinigung Sadomasochismus e. V.)

www.datenschlag.org
(Lexikon, Literaturdatenbank; Texte, Anleitungen)

www.erotikchat4free.de
(Chatparadies, in dem keine Wünsche offenbleiben)

www.foltermuseum.com
(Für alle Fälle)

www.lustschmerz.de
(BDSM-Magazin; Sklavenverträge u. ä.)

www.schlagwerk.org
(Initiative von und für Menschen, die SM mögen)

www.schlagzeilen.com
(Alles über den Charon-Verlag)

www.sklavenzentrale.com
(Registrierungsstelle und Community für D/S- und BDSM-Interessierte)

www.smiki.de
(Die Wikipedia des SM)

www.sm-hamburg.de
(der virtuelle Treffpunkt für BDSMer in und um Hamburg)

www.smappy.de
(Die fröhliche Seite des SM)

www.sm-outing.de
(Ansprechpartner und Hilfe für Notfälle)

10.4 Profil für die Sklavenzentrale

Die *Sklavenzentrale* bietet für den deutschsprachigen Raum die größte Datenbank, in der sich Subs und Doms eintragen können.
Die Registrierung ist kostenlos. Es müssen lediglich ein Nick und ein Paßwort eingegeben werden. Zu Beginn des Jahres 2008 hatten mehr als 59.000 Subs und mehr als 50.000 Tops dort ihre Daten hinterlegt.
Wer registriert ist, kann sein Profil anlegen und Bilder von sich hinzufügen. Anfang 2008 existierten über 100.000 Profile.
Die Programmiertechnik des Profils gestattet bei fast allen Angaben, nur vorgegebene Begriffe einzufügen. Die Palette umfaßt nahezu alles, was im SM möglich ist. Lediglich am Schluß des Profils (im Beispiel umrahmt) können Sie einen frei formulierten Text eingeben.
Schauen Sie sich einige Profile an, und Sie werden schnell merken, welche anlocken und welche nach Schema F verfaßt wurden.
Hier gilt das Gleiche, was wir schon bei den Kontaktanzeigen erarbeitet haben: Sie müssen sich aus der großen Masse hervorheben.
Daher dürfte es wenig sinnvoll sein, nach dem Schrotschußverfahren erst einmal alles einzufügen, was die Paletten hergeben. Die ausgewählten Begriffe sollten stimmig sein zu dem, was Sie schlußendlich über sich aussagen.
Nehmen Sie sich also Zeit fürs Formulieren. Seien Sie phantasievoll und kreativ. Locken Sie mit Ihren ganz speziellen Ködern. Nur dann können Sie hoffen, daß diejenige Sklavin anbeißt, die Sie sich wünschen.
Auf der folgenden Seite habe ich ein fiktives Profil erstellt, bei dem ich an meine Romanfigur Robert Frost – den *Scheiß Bullen* – gedacht habe.
Es ist nur eine Anregung. An Ihrem Profil müssen Sie nun alleine feilen.

Robert *alias* □ ***Scheiß Bulle***

Statistiken
(hier stehen im Profil div. statistische Angaben)

Öffentliche Angaben

E-Mail-Adresse	scheissbulle@xxl.com
Geschlecht	männlich
PLZ	20000
Land	Deutschland
Alter	52
Größe (cm)	196
Gewicht (kg)	110
Rasiert	nein
Neigung	dominant • sadistisch
Sexuelle Ausrichtung	heterosexuell
Registrierung als	Herr
Sexualverhalten	unabhängig
Erfahrung mit	Rohrstock • Gerte • Single Tail • Katze Klammern • Wachs • Gewichte Bondage • NS • Atemkontrolle • Anal
Mit mir (Top) ist möglich	Gedankenaustausch virtueller SM • realer SM
Kontakte erwünscht zu	weiblichen Subs

Meine Vorgesetzten hassen mich, weil ich auf politische Korrektheit scheiße. Meine Feinde verfluchen mich, weil ich nicht aufgebe, bevor ein Fall gelöst ist. Meine Frauen ... Nein! Keine Mehrzahl! Ich will nicht viele verhaften; nur eine. Nur dich. Und mit keinem werde ich dich teilen.
Um deine Handgelenke will ich meine Handschellen schlagen und dich verhören, bis du gestehst, was für dich »Glück« bedeutet. Dein Schmerz ist unser Weg. Auf kaltem Boden sollst du zittern, auf Rosen für mich tanzen. In meinen Armen weinen.
Du sollst stark sei, wenn wir am Rande unserer Abgründe stehen. Und zärtlich-schwach, wenn ich meinen Kopf in deinen Schoß bette, um auszuruhen. Mit dir.

Unverzichtbare Ratgeber:

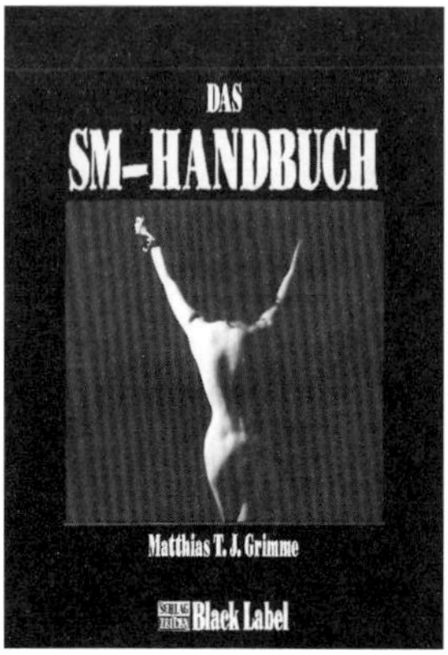

Das SM-Handbuch

Matthias T.J. Grimme

Inzwischen zum Klassiker geworden widmet sich das Handbuch unterhaltsam, anregend und lehrreich auf 250 Seiten den Techniken, Spielzeugen, Ritualen und Regeln, die machen, daß ›es‹ schön wehtut und sich erregend erniedrigend anfühlt.

256 Seiten; Hardcover; € 21,50
8. überarbeitete Auflage
ISBN 978-3-931406-01-1

Das Bondagehandbuch

Matthias T.J. Grimme

Von Bondage mit Tüchern und Handschellen, über die Standards ›Hogtie‹ und ›Spreadeagle‹, bis zu Hängefesselungen, Outdoor- und Japanischer Bondage. Mit detaillierten Anleitungen, 250 Fotos und ausführlichem Glossar. Für Anfänger und Fortgeschrittene!

240 Seiten; Hardcover; € 23,00
4. überarbeitete Auflage
ISBN 978-3-931406-16-5

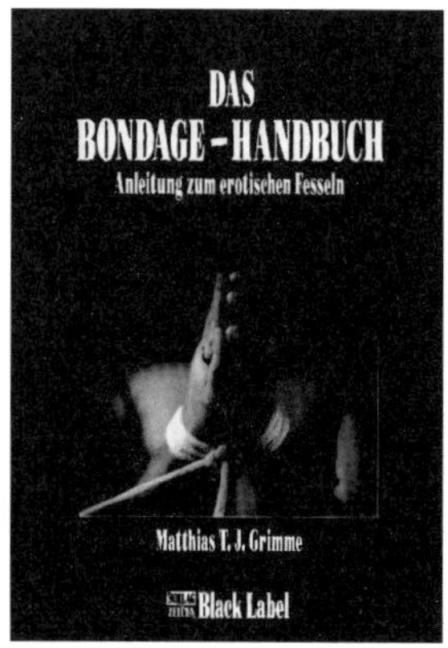

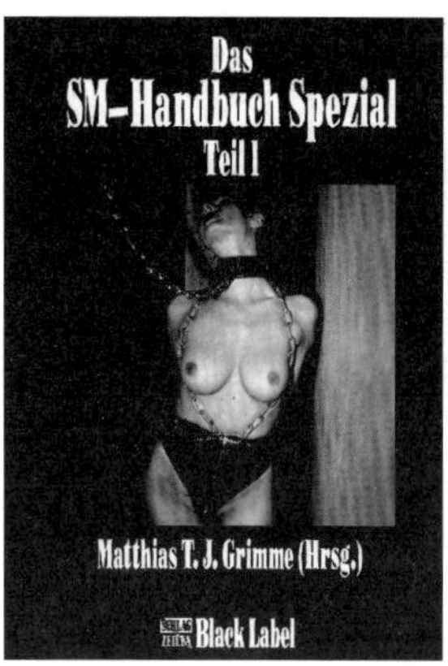

Das SM-Handbuch Spezial Teil I

Matthias T.J. Grimme (Hrsg.)

Das »SM-Handbuch Spezial 1« versteht sich als Ergänzung und Vertiefung von Themen wie Klinik, Dominanz-Submission (DS), Grenzspiele, Elektro-Play, Anales Vergnügen, Cutting und Atemspiele, geht aber auch eingehender auf psychische Auswirkungen und die sichere Organisation erster Erfahrungen ein.

288 Seiten; Hardcover; € 22,–
ISBN 978-3-931406-44-8